ENXAQUECA

Só tem quem quer

Dr. Alexandre Feldman

ENXAQUECA

Só tem quem quer

12 ª edição revisada e ampliada

ns

São Paulo 2008

Enxaqueca: só tem quem quer

12ª edição – Abril de 2008
Reimpressão – Junho de 2018
Reimpressão - Agosto de 2020

PREPARAÇÃO
Bel Ribeiro

EDITORAÇÃO
Franklin Paulote de Paiva

REVISÃO
Patricia Murari

CAPA
Agnelo Pacheco

Dados Internacionais de Catalogação na Publicação (CIP)
(Câmara Brasileira do Livro, SP, Brasil)

Feldman, Alexandre
Enxaqueca: só tem quem quer
Alexandre Feldman
12. ed. rev. e ampl.
Barueri, SP: Novo Século Editora, 2008.

1. Cefaleia. 2. Enxaqueca. I. Título.

08-01281 CDD-616.857 / NLM-WL 344

Índice para catálogo sistemático:
1. Cefaléia 2. Medicina 616-857

NOVO SÉCULO EDITORA LTDA.
Alameda Araguaia, 2190 – Bloco A – 11º andar – Conjunto 1111
CEP 06455-000 – Alphaville Industrial, Barueri – SP – Brasil
Tel.: (11) 3699-7107 | Fax: (11) 3699-7323
www.novoseculo.com.br | atendimento@novoseculo.com.br

Este livro é dedicado a você.
Foi escrito para ajudá-lo na sua jornada rumo
à saúde e felicidade plenas.

Este livro não substitui um médico.

Agradecimentos

Gostaria de agradecer a Agnelo Pacheco, o maior publicitário do Brasil, pela capa do livro e pela sua amizade.

Meus sinceros agradecimentos à Editora Novo Século, especialmente Luis Vasconcelos e Pedro Paulo de Senna Madureira, pelo apoio a este projeto.

Muito obrigado Bel Ribeiro, pelo seu excelente trabalho de preparação de texto. Sem sua ajuda, a leitura deste livro seria bem menos agradável.

Por fim, à minha esposa Patricia, que enche minha vida de amor, carinho, alegria e bom humor. Muito obrigado por tudo!

Caro leitor

Num mundo agitado, conturbado, onde as pessoas já não têm tempo, ou preferem usá-lo como uma desculpa para fugir das responsabilidades para consigo, cada vez mais a enxaqueca é queixa recorrente nos consultórios médicos.

Em todos esses anos em que milito na medicina, tenho visto pessoas derrotadas, cansadas de tanto conviver com uma enxaqueca que só faz atrapalhar e atrasar suas vidas.

Agora, depois de 12 edições deste livro, me propus a escrever um texto mais amplo, abrangente, buscando dar subsídios aos leitores que se propõem a uma vida mais saudável, menos estressante, mais produtiva e feliz.

Ao longo do texto, por alguns momentos você poderá pensar: "Puxa, mas por que será que o dr. Alexandre colocou tantos detalhes?" Então, de antemão, eu respondo:

Porque vivemos em mundo globalizado, cujas barreiras físicas deixaram de existir, e cujos habitantes já não mais se satisfazem com respostas superficiais, fáceis e enganosas. Procurei, sim, ir o mais fundo possível em todos os assuntos para que você possa decidir, com base em fontes e informações confiáveis e verdadeiras, qual o caminho seguir rumo à sua saúde física e mental.

Acredito, e assim pauto minha vida pessoal e profissional, que não é possível cuidar do corpo esquecendo da alma e da mente, e vice-versa. A cada passo que a humanidade dá, mais distantes ficamos da ideal orquestração entre corpo, alma e mente.

Pense bem: Se estamos acordando agora para os perigos da devastação do planeta, por que não podemos também acordar para a devastação que nós mesmos causamos ao nosso corpo e, conseqüentemente, à alma e à mente?

Reflita a esse respeito. Este livro que fala sobre enxaqueca, seus sintomas e suas características, é um manual para colocá-lo em dia consigo mesmo, centrado em você, na sua saúde como um todo.

Siga minhas sugestões de dieta, e, se possível, sugira aos seus entes queridos e amigos. Porque não há nada contra-indicado para ninguém; pelo contrário, é uma nova visão do que, como e por que consumimos. Derrube suas barreiras também e siga em frente, na direção de mais equilíbrio e felicidade.

Boa leitura, e que meu livro faça de você uma pessoa cada vez mais saudável.

Março de 2008
Alexandre Feldman

Índice

APÊNDICE II

APÊNDICE III

APÊNDICE IV

PARTE 1

A Enxaqueca e você

Capítulo 1

A vida de quem sofre de enxaqueca

Se você sofre de enxaqueca há algum tempo, é provável que já tenha feito muitos exames e tratamentos... Tomografias computadorizadas, eletroencefalogramas, ressonâncias magnéticas, raios X dos seios da face, crânio e coluna cervical, exame de líquor, de sangue... Enfim, exames que não acabam mais. Uma chatice! Uma perda de tempo sem fim! O pior (ainda bem!) é que todos eles não mostram nada de anormal. Você não está à beira da morte (ainda bem de novo!). Quando aparece alguma anormalidade, ela nada tem a ver com a causa, em si, da enxaqueca! Quantos pacientes já atendi que fizeram até cirurgias para ver se melhoravam da enxaqueca, como correção de desvio de septo nasal, retirada de útero, de vesícula, remoção dentária, entre tantas outras... Mas, no final, para desespero e frustração da vítima, a dor continuava, por vezes até pior!

A maioria das pessoas que me procuram, oriundas de todo o Brasil e até de outros países, já passou por tudo isso. Elas já entram na minha sala com um misto de esperança, incredulidade e frustração, por conta de tantos tratamentos sem sucesso pelos quais já passaram. Várias me dizem: "Esta será a minha última tentativa". Ou, "Você é minha última esperança". Para essas pessoas, a tristeza e o sofrimento causados pela dor são tão grandes que elas estão, de fato, vivendo por um fio, ou simplesmente sobrevivendo. A dor passou a dominá-las, e elas perderam a vontade de continuar vivendo. Isso sem contar a tristeza e o sofrimento dos familiares, que se vêem impotentes diante dessa situação.

É aí que entra a depressão.

Se você sofre de enxaqueca, conhece o significado dessa palavra. O grau de depressão pode variar, mas certamente seu humor não é igual àquele de uma pessoa sem dor. Mesmo fora das crises de enxaqueca pode surgir certa irritação além da conta, oscilações de humor, ansiedade, palpitações, boca seca, desânimo, gerando ainda mais ansiedade... E você sabe muito bem o que isso acaba por desencadear: mais uma crise!

Alguém sugere um programa para a noite de quinta-feira da próxima semana, e você já vê isso como um grande peso. Por sinal, a maioria das tarefas comuns passa a ser um enorme peso, além de um grande mistério. A crise de enxaqueca não marca dia ou hora para aparecer (que visitante inconveniente!). Você pode ter de desmarcar em cima da hora aquele compromisso inadiável porque a crise resolveu aparecer e apertar, e nessa hora você mal consegue se agüentar.

Algumas pessoas ainda se encontram no estágio em que conseguem lutar e se esforçar para continuar saindo e fingir que estão levando a vida 'normalmente', mas dão a impressão daquele amigo chato, que está sempre de mau humor, que nunca se agrada com nada. Você já se sentiu assim alguma vez? Só você sabe o esforço que está fazendo para sair e tentar ser sociável.

Mas fica sempre aquela angústia: "E se eu tiver uma crise?".

A vida fica imprevisível para quem tem enxaqueca, e isso é uma fonte de desânimo e depressão!

"Vamos ao cinema no sábado?"

Como é que um enxaquecoso (nome dado a quem sofre de enxaqueca) pode responder que sim com toda a certeza?

E se no sábado ele tiver uma crise?

Daí não tem cinema!!!

"Como é que eu vou fazer para me casar? E se nesse dia me der uma crise? Quem vai acreditar que estou com enxaqueca, e não tentando fugir do compromisso?"

Pode parecer muito cômico para quem está de fora. Mas é trágico. Muito trágico.

Ah, mas e o remédio? Afinal, há tantos remédios para as crises de enxaqueca!!!

Pois é, mas ao contrário do que vemos nos muitos comerciais de remédios, pode sim acontecer de você tomá-lo e a dor não sumir!

Infelizmente, a indústria colabora para a desinformação geral, não levando o assunto suficientemente a sério. Os remédios só "tiram a dor com a mão" – e não deixam nada em troca – para uma minoria de sortudos. Para a maioria, é uma incógnita se, durante uma crise, o remédio vai ou não fazer efeito; se vai ser necessária outra dose depois de umas duas horas, e tantas outras questões...

Por exemplo, o remédio usado em uma crise pode diminuir ou eliminá-la, mas, ao mesmo tempo, pode provocar reações colaterais quase tão chatas quanto a dor em si! Algumas pessoas se sentem 'dopadas', ou 'drogadas', ou 'anestesiadas', ou 'de ressaca'. Enfim, elas simplesmente não são as mesmas por até doze horas depois de ingerir um remédio.

Certos remédios podem acabar com a dor para algumas pessoas, mas, para outras, causar uma sensação de extrema letargia (aquilo que o povo chama de "pressão baixa") e até tonturas. Para não falar das dores de estômago, gastrites e até úlceras, tão comuns nas vítimas de enxaqueca, que podem ser exacerbadas por remédios para aliviar a dor de cabeça.

Veja só que maravilha! A enxaqueca vai embora! – em compensação, você ganha uma dor de estômago, ou uma gastrite, ou uma tontura, ou um sono incontrolável, ou, pior, tudo isso ao mesmo tempo... E continua sem conseguir fazer nada!

A realidade é que a vida do enxaquecoso ganha um fator de imprevisibilidade muito considerável. Ninguém, ainda, a não ser a própria vítima, está prestando atenção nas graves conseqüências sociais, econômicas e principalmente pessoais que a doença traz. A incompreensão é geral. Enxaqueca, para o resto das pessoas, continua sendo doença de rico, frescura, tentativa de fuga dos compromissos, sinal de má vontade, problema psicológico etc.

Tudo graças à desinformação das propagandas laboratoriais e até daquelas notícias incríveis que aparecem na mídia (do tipo que dá a entender que a enxaqueca deixou de ser um problema), quase sempre coincidentes com o lançamento de novas drogas, cuja fonte é, novamente, a indústria, ou entidades patrocinadas por ela. Claro que, com tanta publicidade a favor, os medicamentos acabam "caindo na boca do povo", sendo endeusados! "Se todo mundo diz que é tão bom", você pensa, "quem sou eu para duvidar"?

Não sou contra remédios. Quer coisa melhor do que abrir a boca, tomar uma pílula e a dor sumir? Mas isso não significa que eu acredite neles como a única solução para a enxaqueca. Pelo contrário, os remédios atuam apenas nos sintomas, e não nas causas do problema.

Pode ser muito gratificante para um médico receitar, e um paciente tomar, medicamentos que acabem com os sintomas, porém, essa atitude é muito comodista, porque os remédios possuem efeito limitado e, com o tempo, os sintomas tendem a retornar. Remédios podem significar uma atitude correta quando acompanhados de mudanças de hábitos e estilo de vida – esta, sim, a única forma de influenciar definitivamente as causas da doença. Remédios podem ser uma grande ajuda para diminuir o sofrimento causado pelos seus sintomas, porém, o outro lado da moeda é que essa satisfação tem prazo de validade: no dia em que o remédio perde o efeito ou provoca reações indesejáveis – e isso, mais cedo ou mais tarde, acontece –, e voltam as dores, voltam as reclamações, e o médico deixa de ser o herói do paciente. Como médico, não sou contra remédios, mas também não concordo totalmente com o modo como eles são encarados, sem questionamentos. É claro que existe um grande negócio, muito lucrativo, por trás dos remédios.

A indústria lucra com a enxaqueca, e a ela interessa que as informações e pesquisas assumam determinada direção. É ela que normalmente comanda as pesquisas, paga salário de pesquisadores, patrocina teses de mestrado e doutorado, viabiliza carreiras, congressos médicos, revistas científicas e até rádio, TV, jornais e revistas a que todos nós temos acesso, através de grandes investimentos em publicidade. No caso da saúde, os donos do dinheiro dão as cartas e as regras do jogo.

Porque, no grande e frio cenário megaindustrial, onde o principal objetivo, atualmente, é menos a saúde e mais o lucro, tudo não passa de um jogo.

E eles são grandes jogadores.

Da mesma forma que os generais analisam a guerra como um tabuleiro, a megaindústria também encara seus concorrentes, e até países inteiros, como jogadores (o termo em inglês, *players*, é utilizado tecnicamente nesse contexto) num grande e frio tabuleiro, onde tudo o que importa são os gráficos ao final do balancete e os dividendos dos acionistas.

Qualquer comércio e indústria, para se manter e prosperar, precisa lucrar.

Mas a indústria farmacêutica exagera; ela arrematou a classe médica.

E por que a classe médica é *peça* importante de todo esse *jogo*?

Os médicos são seres especiais, os únicos no mundo investidos de autoridade e credibilidade para tratar do nosso bem mais precioso – a saúde. Os médicos, ou como quer que eles tenham sido denominados ao longo dos milênios, sempre foram muito respeitados por sua arte de curar, de aliviar o sofrimento e de compreender as fraquezas do corpo, da mente e – por que não – do espírito. Esse respeito e reverência sempre deram, naturalmente, ao médico (ou curandeiro, pajé, xamã, qualquer que seja a denominação da época) papel de destaque na sociedade: o de formador de opinião.

Que tal esse *personagem*, na forma de uma classe tão respeitada e importante, virar um formador de opiniões favoráveis a *você*?!

Qual o leigo capaz de contrariar uma recomendação médica?

É exatamente esse grande feito que, nos dias atuais, a indústria conseguiu. E mais, convenceu o paciente, que se alguém sai do consultório sem alguma receita, nem que à base de vitamina, é necessário que se questione a competência daquele médico.

No caso da enxaqueca, tema principal deste livro, todo mundo lucra, menos você, que sofre do mal!

É importante fazê-lo acreditar que a enxaqueca não tem cura, e que os remédios consistem em 100% do tratamento. Você fica na dependência deles e, de quebra, de todo um sistema médico atrelado à indústria para se manter na superfície. E você ainda ajuda a manter uma indústria de exames modernos e caros, além de uma de planos de 'saúde' para ajudar a pagar tudo isso.

Não adianta se entupir de remédios e ter um estilo de vida ruim. A balança tem de ficar equilibrada!!! Remédios podem ou não ser necessários temporariamente, mas, para se livrar desse mal, você precisa repensar certos hábitos.

Foi com essa intenção que escrevi este livro. Leia-o e siga suas instruções o mais à risca possível.

Capítulo 2

Como tirar o máximo proveito deste livro

(Não deixe de ler este capítulo)

Este livro contém informações que irão ajudá-lo. Você compreenderá que a enxaqueca não é uma doença isolada, compartimentalizada, mas, sim, a conseqüência lógica da interação do nosso organismo com o meio ambiente.

Um meio ambiente doente nos faz doentes. Um meio ambiente saudável nos faz saudáveis. Considere seu próprio corpo como sendo parte do meio ambiente. Destruir o meio ambiente é destruir a si mesmo. Isso vale tanto para nosso planeta como um todo, quanto para o microambiente que nos cerca: nossa cidade, o bairro onde vivemos, o trabalho que fazemos, a casa onde moramos, o quarto onde dormimos, nossos amigos e nossa família. Os alimentos que ingerimos fazem parte do meio ambiente, e se *eles* não forem bem cuidados e adequadamente preparados, também exercerão influência negativa sobre sua saúde e seus sintomas, conforme veremos adiante. Ficou curioso? Então leia este livro devagar, com muita atenção.

Este capítulo vai ajudá-lo a tirar o máximo proveito de sua leitura.

Para aproveitar este livro ao máximo, você deve colocar em prática as informações e conselhos que ler. E para não perder o foco com o passar do tempo, é preciso possuir instrumentos que permitam, a você e seu médico, medir, de maneira objetiva, a evolução da sua enxaqueca ao longo do tempo, daqui para a frente. Um instrumento capaz de medir cada progresso seu.

Este capítulo lhe oferece um instrumento simples, porém valioso. Você pode prepará-lo e utilizá-lo sozinho, com o auxílio apenas das instruções a seguir. Com ele, você será capaz de realizar algumas das tarefas mais importantes para todo o portador de enxaqueca que deseja implantar uma série de ações no sentido de mudar sua vida para melhor.

Você ganhará:

- Uma visão objetiva de todos os seus sintomas;
- Uma visão geral dos seus hábitos e cotidiano;
- Um registro das características de suas dores de cabeça;
- Uma forma eficaz de medir seu progresso dentro do novo estilo de vida proposto neste livro.

Para você, essas informações não têm preço. Veja por quê:

- Você poderá levar ao seu médico um relatório escrito e completo de suas observações. Qual a importância disso? Pense só: embora a conversa cara a cara seja insubstituível, numa consulta é possível que se esqueça de mencionar algum dado importante. Quantas vezes um paciente, logo após sair de uma consulta tão esperada, 'lembra-se de que esqueceu' de contar a seu médico um sintoma ou alguma outra informação! Qual pode ter sido a importância desse esquecimento no raciocínio que levou o médico ao diagnóstico e tratamento do seu caso? Se você criar um instrumento de registro dos seus sintomas segundo as orientações deste capítulo, ajudará a minimizar esse tipo de inconveniente.
- Além disso, nem mesmo uma consulta de 3 horas de duração é suficiente para que você consiga transmitir uma vida inteira de sofrimento e dor. Na realidade atual dos planos de saúde e da vida corrida, os médicos tendem a dispor de cada vez menos tempo para passar com cada paciente, e vice-versa! Por mais atencioso que seja seu médico, é sempre benéfico

complementar aquilo que foi dito e extraído durante a consulta com informações objetivas, relevantes, registradas por você mesmo, sobre sua doença.

- Com suas anotações conforme as instruções deste capítulo, você facilitará o trabalho de qualquer médico em ajudá-lo no seu caso.
- O instrumento contido neste capítulo vai conferir-lhe um controle objetivo e preciso do seu estado atual e da sua evolução a partir de agora. Com estes parâmetros de medida, você terá condições para se motivar e se concentrar cada vez mais naquilo que é bom para você.
- Com o passar dos meses, se você tiver seguido as orientações deste capítulo, poderá medir, objetivamente, quanto melhoraram seus sintomas e sua saúde como um todo.
- Você pode marcar uma consulta com seu médico, porém, a crise de enxaqueca não vem com hora marcada. Por isso, na hora de uma consulta marcada, você provavelmente não estará no meio de uma crise fortíssima de enxaqueca, o que pode fazê-lo esquecer de algum detalhe específico do momento da crise, ou de suas sensações, em detalhes, durante a crise. Por isso, é importante registrar tais detalhes por conta própria antes de mais nada, a partir de hoje.
- Infelizmente, muitos médicos ainda não levam a enxaqueca e seus sintomas tão a sério quanto deveriam. À medida que você mostra, durante a consulta médica, um relatório como o que aprenderá a preparar neste capítulo, isso conferirá maior credibilidade a todo o seu relato.
- Um sintoma aparentemente simples para o médico, que pareça não atrapalhar tanto, pode ser a pior coisa para você, para o seu modo de vida, para sua profissão – é importante que o médico saiba o que é pior para VOCÊ. Seguindo as orientações deste capítulo, você poderá ter (e oferecer ao seu médico) um registro muito claro, por escrito, da influência dos seus sintomas sobre sua qualidade de vida.
- Ao entregar uma cópia daquilo que você registrou conforme as orientações deste capítulo, seu médico poderá melhor documentar seu prontuário, e se lembrará melhor do seu caso sempre que você passar em consulta ou telefonar para ele.

Ao longo de mais de dez anos, venho organizando, atualizando e revisando meu conhecimento e reescrevendo as informações contidas neste livro. Mais importante: este livro é o resultado da minha vivência pessoal, de quase vinte anos atendendo e tratando pacientes sofredores de enxaqueca e outras dores de cabeça. As recomendações que você vai receber neste livro são as mesmas que recebem os pacientes que me visitam no consultório. Na minha visão, todos os portadores de enxaqueca precisam seguir os conselhos básicos deste livro a fim de dar o passo inicial da sua jornada rumo ao tão esperado alívio.

Uma jornada como esta não pode ser empreendida sem boa dose de motivação e empenho pessoal. O tratamento da enxaqueca deixa de ser uma guerra contra a doença e passa a ser um acordo de paz com seu corpo, sua saúde e seu bem-estar. Você deixa de procurar *armas* para *atacar* seus sintomas e busca aliados para que os sintomas, naturalmente, o abandonem. Para estabelecer alianças, muitas vezes você precisa repensar e até abrir mão de certos princípios e atitudes com os quais se habituou. Isso, às vezes, pode parecer muito difícil. Mudar não é fácil. Chega mesmo a assustar. Mas compreenda que todas as grandes melhoras pressupõem mudanças. Por isso, tente! Comece agora! Pense sempre em todas as coisas boas que essas mudanças poderão trazer à sua vida.

Os três primeiros meses são fundamentais, e os *mais difíceis*. Passado esse período, tendo seguido à risca todas as minhas sugestões, você começará a notar a diferença na sua saúde. Você começará a colher, *na prática*, os resultados do seu esforço.

Está pronto? Mãos à obra!

Registre seu estado inicial!

Registre por escrito e agora mesmo!

Pegue uma agenda bem bonita e intitule-a de *Agenda do Estilo de Vida*. Trate-a com carinho e atenção, da mesma forma com que está se propondo a tratar do seu próprio bem-estar.

Está com a agenda em mãos? Copie e responda às questões a seguir a partir do dia em que você começar suas anotações nela (que tal agora mesmo?). Este será o registro do seu estado no primeiro dia em que você se propôs a fazer algumas mudanças em seus hábitos e estilo de vida.

1. Idade de início das suas dores de cabeça.
2. Freqüência das suas dores de cabeça e demais sintomas (semanal, mensal, diária...), tanto os episódios de intensidade leve quanto as crises fortes.
3. Seus sintomas vêm piorando, melhorando ou permanecendo estáveis ao longo do tempo?
4. Duração estimada de cada dor de cabeça.
5. Onde sua cabeça dói, geralmente?
6. Qual a natureza de sua dor? Latejamento? Pontada? Peso? Pressão para fora? Queimação? Sensação de alguma coisa caminhando pela cabeça? Hipersensibilidade do couro cabeludo?
7. Você acha que tem mais de um tipo de dor de cabeça? Algumas pessoas acham que têm duas ou mais dores de cabeça diferentes, pois suas características variam de acordo, por exemplo, com a localização. Se este for o seu caso, registre.
8. Sua dor tem hora para começar? Sua dor dá sinal de que vai começar? Que tipo de 'premonição' você tem? Formigamentos? Alterações de humor? Mal-estar? Alterações visuais?
9. Que sintomas acompanham sua dor? Enjôos? Vômitos? Aversão à claridade? Aos barulhos? Mãos geladas? Palidez? Lacrimejamento? Queda de pálpebra? Confusão mental? Sensibilidade do couro cabeludo? Desmaios? Tonturas?
10. Que fatores podem provocar uma crise de dor de cabeça em você? Estresse? Menstruação? Relação sexual? Exercícios? Dirigir automóvel? Dormir muito? Alimentos? Ficar sem comer?
11. Que fatores aliviam sua dor? Dormir? Ficar no escuro? Aplicação de calor local? Compressas frias? Um banho de chuveiro? Atividades físicas?
12. Que tratamentos você já fez ou está fazendo?

13. Com que freqüência, em média, você toma analgésicos? Quantos você toma por vez?
14. Você sofre de alguma outra doença? Enumere; não deixe nenhum sintoma de fora. Passou por alguma cirurgia?
15. Fuma? Bebe? Toma muito café? Algum outro vício? Especifique-o(s) e detalhe.

Registre seu cotidiano

Agora que você registrou seu estado inicial, é importante passar a manter um registro fiel de alguns fatos importantes do seu dia-a-dia. Não espere até terminar de ler o livro para começar a marcar. Comece agora mesmo e repita o processo, todos os dias.

1. As atividades do dia.
2. Que horas você foi dormir?
3. Que horas acordou?
4. Como se sentiu ao acordar? Achou que dormiu bem ou mal? Muito ou pouco?
5. O que você bebeu ou comeu durante todo esse dia.
6. Para as mulheres: marcar os dias em que você está no período menstrual.
7. Se você praticou alguma atividade física, detalhe qual, bem como sua duração.
8. Qual o seu estado de espírito nesse dia? Qual o seu estado emocional?
9. Passou por alguma situação estressante?
10. É inverno? É verão? Está frio? Está quente? Chove? Faz sol? Venta?

Registre suas dores de cabeça

Nos dias em que apresentar uma dor de cabeça, seja ela como for, registre e descreva-a. Isso é muito importante. Anote as seguintes informações:

1. A data em que ocorreu a dor de cabeça.
2. Marque a intensidade da dor, ou seja, se foi fraca, moderada, forte ou incapacitante.
3. O horário ou período do dia (manhã, tarde, noite ou madrugada) em que ela apareceu.
4. O dia e a hora em que passou.
5. A medicação que você tomou em cada crise (nome dos remédios e quantidade).

Leia o livro atentamente

Leia este livro do começo ao fim, antes dos apêndices. Não pule partes, nem parágrafos. Procure entender cada linha, nem que para isso você precise reler partes, recorrer a outros livros, à internet ou a outras fontes de pesquisa. Entre no site que desenvolvi, www.enxaqueca.com.br, onde você poderá encontrar informações adicionais.

Concentre-se. Reserve um horário para ler e certifique-se de estar concentrado apenas na leitura do livro, para que possa extrair o máximo dele.

Em alguns trechos você sentirá muita facilidade. Outros exigirão maior concentração. Você sentirá necessidade de ler e reler. Não desista de entender as informações aqui contidas. Elas podem, aparentemente, contradizer muitas outras que você tinha como definitivas. Muito do que você vai ler será novidade. Procure absorver ao máximo todas as novas idéias e conhecimentos. Alguns deles porão abaixo antigas certezas. Algumas de suas dúvidas, ao final de cada capítulo, poderão estar respondidas no Apêndice IV, no final do livro. Este Apêndice é uma coleção das perguntas mais freqüentes.

No site que desenvolvi, www.enxaqueca.com.br, você tem acesso e informações complementares, atualizações e interação com outros portadores de enxaqueca e comigo.

Você vai começar uma jornada totalmente nova. Vai ter de estudar, dedicar-se à aquisição dessas novas informações, e, principalmente, colocá-las em prática no seu dia-a-dia.

A saída para a enxaqueca está em um conjunto de ações, não em ações isoladas. Em outras palavras, a mudança precisa ser completa. Mudar parcialmente pode resolver seu problema apenas parcialmente, e não é isso o que você quer.

Leia, reflita e julgue. Tome suas próprias decisões. Afinal, não queremos impor nada a ninguém.

Muitas pessoas que sofrem de enxaqueca possuem tantas más recordações de seu sofrimento, a ponto de não se sentirem bem pela mera leitura de uma descrição detalhada de seus sintomas e sua doença. Por esse motivo, e em respeito a essa mais-que-justificável aversão, coloquei a parte que descreve a enxaqueca, seus sintomas e características no final do livro. Se desejar ler esse tópico, ou mostrá-lo a alguém, você vai encontrá-lo no Apêndice I. Repito: a leitura desse trecho é opcional para você, que sofre de enxaqueca. Afinal, você não precisa aprender quais são os seus sintomas. Você já os sente na pele, ou melhor, na cabeça!

O Apêndice II também é de leitura opcional. Nele, você conhecerá as principais confusões das quais são vítimas os portadores de enxaqueca: exames e mais exames que nada revelam, confusão com pressão alta, sinusite, tumor, aneurisma etc.

O Apêndice III fala sobre outras dores de cabeça além da enxaqueca, que também são difíceis de reconhecer. A rara e extremamente dolorosa cefaléia em salvas e a comum cefaléia do tipo tensional estão entre essas descrições. Se você já sabe que tem enxaqueca, leia se quiser.

Enfim, faça desta obra seu livro de cabeceira.

Siga a Escala MAIS de Qualidade de Vida

Seja imparcial e avalie diariamente a sua rotina. Será que você está, verdadeiramente, se dando essa chance de seguir à risca todas as recomendações deste livro? Será que você se esqueceu de todas elas? Seja sincero com você mesmo, não tente se enganar. Para isso, ofereço a você a Escala MAIS de Qualidade de Vida.

Assinale, em sua Agenda do Estilo de Vida, com um sinal de *mais* (+) os dias em que julga ter levado um estilo de vida de acordo com minhas sugestões. Claro que o dia é composto de muitas horas, períodos, atividades, acontecimentos, estados de espírito que, por sua vez, determinam situações que podem ou não estar de acordo com aquilo que você gostaria de seguir. Em outras palavras, pode ter ocorrido, durante o dia, algum escorregão, consciente ou não. Mesmo assim, marque + no final daquele dia se no cômputo geral, segundo o seu bom senso, você julgou tê-lo vivido de acordo com as recomendações deste livro.

Assinale com um sinal de *menos* (–) os dias em que seu bom senso julgar que você se afastou demais das mudanças às quais se propôs.

Haverá dias em que você, honestamente, não se atribuiria um sinal +. Mas você também não acha que esculachou tanto assim para se dar um –. Considere esses dias como *neutros* e dê a eles o sinal +/–.

Volto a repetir: Seja muito honesto em seu julgamento.

Continue esse raciocínio para avaliar sua semana, mês, trimestre, semestre e ano. Um dia é apenas uma pequena partícula de sua vida. É colocando um tijolo em cima do outro que você constrói uma casa. É com um dia após o outro que você constrói sua saúde.

Para avaliar sua semana, conte apenas o número de dias +, e descarte os outros. Se esse número for igual ou superior a 4, marque + para a semana.

Um mês com três semanas + é um mês +. Procure ter o máximo possível de meses + a cada ano.

Lembre-se: Esse + significa *mais* vida. *Mais* saúde. *Mais* disposição. *Mais* alegria!

Nos primeiros três meses você deverá exigir mais de si próprio. Terá de ser bem rígido em seu julgamento. Qualquer escapada vai significar um sinal de – para aquele dia. Procure passar os primeiros três meses com o mínimo possível de dias –.

Passados esses três meses, você poderá, por exemplo, sair um dia para comer ou beber algo diferente, dormir em horário diferente, sem que isso comprometa seriamente os benefícios que já conquistou. A partir daí, tudo será uma questão de ajuste a uma rotina mais saudável, mais consciente, e aliada ao bom senso. Você terá construído uma nova *base*, um porto seguro para apoiar sua rotina, e poderá deixar esse porto seguro eventualmente para algumas expedições, incursões aventureiras. Afinal, a saúde depende não apenas do bem-estar físico, mas também do mental e espiritual. Muito daquilo que nós, médicos, dizemos fazer *mal* ao corpo pode fazer *muito bem* para a alma!!!

O bom senso será soberano no planejamento e na freqüência dessas incursões. Exageros poderão significar grande risco de naufrágio.

A boa parte de tudo é que você aprenderá sobre estilo de vida para controlar sua enxaqueca, e que isso não serve *só* para controlá-la! Nem só para você! Serve para qualquer pessoa que deseje levar uma vida saudável por muitos e muitos anos. Minha família e eu, por exemplo, somos os primeiros na fila dos que querem viver muito e com saúde!

PARTE 2

Como eu vejo a Enxaqueca

Capítulo 3

Considerações iniciais

Na minha opinião, a medicina tem andado meio distorcida. Ao invés de encarar nosso organismo como um sistema integrado e dinâmico, ela o trata como um sistema de compartimentos que mal se comunicam: a cabeça é um compartimento, o sistema digestivo é outro, os hormônios, outro ainda, nossas emoções outro mais, e assim por diante – como se todas as partes do nosso corpo, mente e alma não se comunicassem. A enxaqueca é desvinculada do restante do organismo, sendo encarada meramente como um distúrbio neurológico – e não como um sinal de desequilíbrio da nossa vida como um todo. Para a medicina atual, na prática, tudo acontece como se nossa vida não dependesse do meio ambiente que nos cerca, das nossas emoções e do nosso planeta. Dentro do ensino médico, tudo isso é bobagem.

No sistema atual, o médico deve tratar o organismo apenas quando ele está doente – por exemplo, quando um exame apresenta alteração, ou quando o indivíduo tem algum sintoma.

Medicina preventiva? Você já foi a um médico sem estar doente? Se já foi, sabe que, na maioria dos casos, medicina preventiva é sinônimo de pedir exames para ver se você *já está* doente e não sabe. Confunde-se, assim, 'medicina preventiva' com 'detecção precoce' de doenças já existentes (e cujo surgimento, portanto, ela não preveniu).

A medicina está deixando de ser sinônimo da *arte* de curar, e se tornando uma rotina de receitar remédios. A matéria mais importante no aprendizado do médico atual chama-se *farmacologia*. As aulas de medicina e os congressos mais concorridos são aqueles que explicam os tratamentos à base de *drogas*.

Naturalmente, acaba acontecendo o que se vê no dia-a-dia: os médicos consideram o paciente *tratado* quando seus *sintomas* (e não as *causas* desses sintomas) desaparecem e deixam de incomodá-lo. A própria enxaqueca é *definida*, oficialmente, pelos seus *sintomas*! Qual é a definição oficial de enxaqueca? De acordo com a Sociedade Internacional de Cefaléia (*International Headache Society*), um indivíduo tem enxaqueca se apresentar os seguintes critérios:[1]

1. Já teve pelo menos cinco crises dentro das características listadas nos itens 2 a 5;
2. Dores de cabeça com duração (se não medicadas ou se medicadas sem sucesso) entre 4 e 72 horas;
3. As dores de cabeça possuem uma das (portanto não necessariamente todas as) seguintes características:
a) localização em um dos lados da cabeça;
b) dor em latejamento;
c) intensidade moderada ou severa o suficiente para impedir o exercício das atividades usuais do dia-a-dia;
d) agravamento da dor ao subir escadas ou realizar atividades físicas rotineiras.
4. Ao menos um dos seguintes sintomas precisa estar presente durante a crise:
a) náuseas (enjôo);
b) vômitos;
c) aversão à claridade;
d) aversão ao barulho;
5. O exame médico e de laboratório, bem como o relato do paciente, não mostram que a dor de cabeça seja causada por

[1] *Cephalagia.* 1988;8 (suppl. 7):1-96. International Headache Society. Classification and diagnostic criteria for headache disorders, cranial neuralgias and facial pain. Headache Classification Committee of the International Headache Society.

alguma outra doença; ou então os exames descartam tal possibilidade. O diagnóstico de enxaqueca pode ser feito ainda que seja encontrada outra doença capaz de provocar dores de cabeça (por exemplo, sinusite, tumor cerebral, aneurisma etc.), desde que a época de início da enxaqueca tenha sido diferente daquela em que se iniciou a outra doença.

Onde, na definição acima, são levadas em consideração as *causas*? Como você pode ver, a enxaqueca é oficialmente definida, tão-somente, por meio de uma coleção dos seus *sintomas*.

Assim fica fácil! Poderíamos simplesmente ter em casa um "dicionário de sintomas", do tipo: Se você tem *tal* sintoma, significa que possui *determinada* doença e há um remédio exatamente para isso esperando por você na farmácia mais próxima!

Se realmente fosse assim, ninguém mais precisaria ir ao médico!

E o que se vê? As pessoas indo ao médico apenas quando *não tem mais jeito*!

Na prática, as doenças se transformaram em um *estado de deficiência de remédio*! Assim, a enxaqueca transformou-se em *falta de remédio para enxaqueca*!

Sempre sai um remédio novo, para encher os bolsos da indústria. Esses remédios, na verdade, quase sempre tapam o sol com a peneira. Escondem os *sintomas*, mas não atuam sobre as *causas*.

À medida que os *sintomas* (por exemplo, as dores de cabeça) deixam de incomodá-lo, você ganha a falsa e artificial sensação de que, graças ao uso de uma *droga*, seus problemas acabaram, e ninguém mais precisa fazer nada a respeito. Você deixa de perceber que seu(s) sintoma(s) é(são) parte de um cenário muito maior, que envolve todo o seu organismo, seu corpo e sua mente, suas emoções e seu espírito, num contexto mais generalizado.

O fato é que a enxaqueca é encarada pela medicina convencional como sendo um problema específico, que envolve apenas um aspecto ("compartimento") do seu organismo e da sua genética.

Por sinal, a genética tem assumido um papel preponderante sobre a causa da enxaqueca – como se todos os nossos problemas fossem resultado, unicamente, de um "castigo" genético, uma sina sobre a qual nem você, nem o ambiente que o cerca, possuem qualquer influência, restando apenas esperar pela próxima droga (ou terapia genética) a ser descoberta e divulgada na próxima edição da revista ou jornal de grande circulação que você vê nas bancas.

Dentro desse tipo de realidade, cabe ao médico apenas o papel de manter-se 'atualizado' sobre essas novas 'modalidades terapêuticas'. É justamente aí que entram em cena os laboratórios farmacêuticos e as empresas de biotecnologia, que 'atualizam' os médicos divulgando as 'últimas informações' de suas descobertas através de congressos em hotéis de luxo e visitas diárias de representantes da indústria nos consultórios e hospitais.

Fica a sensação de que basta ao paciente (você) buscar, continuamente, o médico mais 'atualizado', aquele que prescreve a 'última moda', o 'mais novo lançamento' de remédio, injeção, cirurgia, suplemento ou, no futuro, 'terapia genética'.

Mas, ao mesmo tempo, todo mundo que sofre de uma doença crônica, como a enxaqueca, há algum tempo (quanto tempo faz que você vem buscando uma solução?) sabe que as drogas, ou quaisquer tratamentos de origem externa, – de fora para dentro –, utilizadas de maneira isolada (como se fossem 'soluções mágicas'), são frustrantes e até contraproducentes a longo prazo. Elas mais prejudicam que resolvem definitivamente. A razão é clara: infelizmente, o sistema atual não se dirige à raiz do problema, a fim de promover sua resolução e a saúde como um todo. Repito: os tratamentos farmacológicos visam aliviar meramente os sintomas, e não a causa da doença.

Um dos grandes males do sistema médico de hoje é que as doenças não são encaradas como um aviso, um sinal de alerta, de que devemos repensar nosso estilo de vida, hábitos e comportamento. Não! As doenças são cada vez mais vistas como 'adversários', 'inimigos' inconvenientes que precisam ser 'combatidos'. Quanta violência neste enfoque, no lugar de sabedoria, bom senso e amor para com nosso próprio organismo!

Como conseqüência desse tipo de filosofia, os assim chamados 'tratamentos' são, usualmente, encarados como *armas contra* a doença. O mal que causam essas 'armas' é óbvio: uma *ação* de 'ataque' a uma doença com uma 'arma' retirada de um 'arsenal terapêutico' provoca uma *reação* (ou conjunto de reações) de quem foi atacado, ou seja, da própria doença! Ela reage com ainda mais força, podendo causar um dano muito maior a você. O seu tiro de ataque sai para a frente, mas também para trás, causando-lhe *sempre* algum problema, que são os efeitos colaterais. Em outras palavras, seu inimigo (no caso, a doença) vai desenvolvendo 'estratégias' para se defender e até para contra-atacar, de forma cada vez mais agressiva. Como resultado, todos os 'tratamentos' elaborados segundo essa estratégia vão perdendo efeito com o tempo.

Por essa razão, as drogas farmacêuticas precisam ser utilizadas sabiamente e com a consciência de que, por intermédio delas, está se atuando na superfície, ou seja, nas conseqüências da doença, e não nas suas causas mais profundas.

Ação Sugerida:

Concentre-se na estratégia de *compreender* ao invés de *combater* sua doença. Compreendendo-a em função do seu estilo de vida e saúde como um todo, você toma decisões inteligentes no sentido de realizar mudanças-chave no seu dia-a-dia, e assim aumenta enormemente a possibilidade de que a enxaqueca abandone, naturalmente, pacificamente, a sua vida. Este livro traz uma coleção de ações sugeridas especialmente para você dar um grande primeiro passo neste sentido.

Mas como esperar que uma doença de ordem *genética*, hereditária, como a enxaqueca (a maioria dos enxaquecosos consegue identificar familiares portadores da doença), possa ser controlada e modificada por você?

De um lado, toda a *vida* na Terra está ligada aos genes. Todos nós possuímos um *código genético*, cuja manifestação repercute nas nossas características físicas. Por trás de todas elas, e até dos nossos comportamentos e reações instintivas, encontra-se a influência de um ou mais genes. Heranças de um passado remoto que moldou nossa espécie para melhor se adaptar ao ambiente. Um ambiente que se manteve basicamente estável ao longo de milhares de *séculos*.

Os séculos 19 e 20 trouxeram mais mudanças ao ambiente que todos os milhões de anos que nos separam do nosso ancestral mais primitivo. E o que são meras 8 gerações no novo ambiente tecnológico, em face de *bem mais de 100 mil* no ambiente anterior? Nada! Um piscar de olhos!

As mudanças ambientais às quais se submeteu o ser humano nos últimos 150 anos pegaram nosso organismo de surpresa. É como se você pegasse uma máquina ou aparelho que foi fabricado para trabalhar em certas condições e, de uma hora para outra, submetesse tal aparelho a condições muito diferentes. O que você esperaria que acontecesse com o funcionamento desse aparelho? Certamente ele começaria a falhar.

Imagine, por exemplo, um aparelho sofisticado, feito para ser mantido ligado por 16 horas e desligado por 8, a cada período de 24 horas. Passe a ligá-lo por 18 a 20 horas e desligá-lo por apenas 4 a 6 horas por dia... Com o tempo ele funcionará mal, exigirá maior manutenção, e durará menos.

Quanto mais sofisticada uma máquina, maiores são as suas especificações: Lubrifique ou abasteça um carro, um avião, com produtos modificados ou adulterados, e verá como o comportamento dessa máquina irá se tornar imprevisível e incerto.

Agora pense na incrivelmente sofisticada máquina humana. Será que o advento da luz artificial, a partir do final do século 19, e com ela a possibilidade de dormir por muito menos tempo que no ambiente natural em que evoluímos, não teria resultado em mudanças indesejáveis no nosso cérebro?

Será que a introdução, no mundo contemporâneo, de alimentos (alimentos??) jamais antes presentes, como, por exemplo, o açúcar refinado, farinha refinada, óleos refinados e oxidados, gorduras *trans*, alimentos *em pó*, conservantes, aromatizantes, estabilizantes, emulsificantes, *artificiais* (ex.: adoçantes), transgênicos e agro*tóxicos* não teria alterado o funcionamento do nosso organismo como um todo?

Não devemos pensar em 'genética' como sinônimo de 'destino', 'sina', ou '*karma*'. Nós, e as doenças que nos cercam, somos o resultado da interação da genética com o meio ambiente. Nossos genes se manifestam ou não de acordo com nossas condições de vida (estresse, alimentação, sono, atividade física, sentimentos e emoções). Nós somos, a cada momento, o reflexo, o resultado dessa interação.

A enxaqueca pode, sim, possuir um componente genético. Mas nossos hábitos e estilo de vida, não!

Por esse motivo, estou convencido de que é possível controlar a enxaqueca *de dentro para fora*, a partir de mudanças no estilo de vida. Comece pelas mudanças sugeridas neste livro. Os anos que tenho de experiência com leitores e pacientes satisfeitos tornam ainda mais intensa a minha convicção.

Capítulo 4

Mas, afinal, de onde vem a enxaqueca?

Até aqui, você ficou sabendo que a enxaqueca é definida por um *conjunto de sintomas* (entre os quais, a dor de cabeça) que podem se manifestar, ou não, de acordo com a interação entre fatores genéticos e, principalmente, o meio ambiente, nossos hábitos e comportamento.

Fica a pergunta: "O que, exatamente, anda errado com o organismo, a ponto de resultar na enxaqueca?". Em outras palavras: "Qual é a causa desse mal?".

Para tentar responder a esta pergunta, é importante você compreender que as causas exatas da enxaqueca ainda não foram totalmente elucidadas. A ciência continua atrás de explicações para compreender todos os detalhes do que se passa no organismo, nos tecidos e nas células de quem sofre de enxaqueca.

Mas parte dos mecanismos da enxaqueca já foi esclarecida. A teoria atual já é suficiente para explicar, por exemplo, a ação de drogas comumente utilizadas para o alívio dessa doença.

Se eu precisasse resumir em poucas palavras o que se conhece como a causa da enxaqueca, eu diria que *a enxaqueca é causada por uma má gestão das informações processadas pelo cérebro.*

Pense numa casa maluca (mal-assombrada, talvez?), onde luzes se acendem e apagam, portas se abrem e fecham, sem nenhuma explicação aparente. Ninguém abriu a porta – mas ela se abriu! Ninguém ligou o interruptor – mas a luz se acendeu! Você liga o interruptor no quarto e a luz se acende na sala!

É algo assim que acontece no cérebro do enxaquecoso.

Qual é a função de um cérebro 'bem calibrado'? Processar as informações vindas de todas as partes do organismo (inclusive da própria cabeça) e enviar as respostas corretas para cada estímulo recebido. Se você espeta, dói – a resposta certa é 'doer'. Se você queima, arde – a resposta certa é 'arder'. Agora, já pensou se você queimasse o dedo e isso começasse a fazer cócegas? Ou se você ganhasse um tapa bem forte e se apaixonasse?? O cérebro possui respostas certas para cada estímulo. Se essas respostas começarem a ficar muito diferentes ou exóticas, pode crer: tem algo errado!

Como é que o cérebro recebe todas essas informações?

Vamos tomar o caso de uma agulha espetando o dedão do pé. Lá naquele lugar onde a agulha espetou, existe uma célula nervosa, chamada *neurônio*. Esse neurônio transforma o 'espeto' da agulha num impulso elétrico, que é transmitido ao longo desse neurônio em direção ao cérebro. Mas esse neurônio não vai diretamente do dedão do pé até o cérebro. Ele 'acaba' antes. Nesse ponto onde ele 'acaba', outro neurônio 'começa'. É como naquelas corridas em que o primeiro corredor leva um bastão para o segundo, que precisa ficar esperando para recebê-lo e então corre até o próximo, e assim por diante, até a linha de chegada. Pense no cérebro como a linha de chegada; nos corredores, como os impulsos elétricos percorrendo os neurônios; e, no bastão, como a informação da espetada. Para chegar ao cérebro, o impulso elétrico precisa ser transmitido da terminação de um neurônio para o próximo.

Acontece que, quando um neurônio 'acaba', o impulso elétrico que ele conduzia também acaba. Existe uma distância minúscula entre esse neurônio e o próximo, o suficiente para impedir que a informação (no caso, da espetada) se propague automaticamente para o próximo neurônio. Então, como a informação é transmitida?

A transmissão ocorre da seguinte maneira: o impulso elétrico, ao chegar ao terminal do neurônio, faz com que seja liberada desse terminal uma substância química chamada *neurotransmissor*. Este percorre o espaço microscópico entre os dois neurônios e reage com estruturas, chamadas *receptores*, no próximo neurônio. Essa reação é capaz de gerar um impulso elétrico que percorrerá esse neurônio em direção ao cérebro, conduzindo, assim, a informação originada no primeiro neurônio.

Essa conexão entre um e outro neurônio recebe o nome de *sinapse*. O espaço entre os dois neurônios recebe o nome de *fenda sináptica*.

Mas por que – você poderia se perguntar – a natureza se deu ao trabalho de criar esse sistema de conexões (sinapses), substâncias químicas (neurotransmissores) e seus receptores, ao invés de simplesmente deixar que um único neurônio transmitisse aquela informação da espetada do dedão do pé até o cérebro, de uma só vez, num único impulso elétrico?

A resposta é que, graças a esse sistema, é possível controlar as informações que são transmitidas.

Para compreender isso, vamos analisar as possibilidades dessa espetada no dedão: com um mesmo instrumento pontiagudo, é possível provocar uma espetadinha bem leve, que nem chega a entrar na pele ou machucar, ou então uma espetada bem forte que provoca uma grande lesão e sangramento. O primeiro tipo de espetada não provoca dor alguma, apenas uma sensação de pressão leve. Já o segundo, provoca dor.

Tanto a espetada leve quanto a forte são transmitidas por neurônios em direção ao cérebro, sob a forma de impulsos elétricos. A diferença se dá no momento em que a informação atinge uma das sinapses.

Acontece que, antes de atingir o cérebro (mais especificamente, os centros cerebrais responsáveis pela consciência da *dor*), existem neurônios que recebem conexões provenientes tanto da origem do estímulo (no nosso exemplo, o dedão do pé – mas poderia ser de qualquer parte do corpo, inclusive da própria cabeça), quanto de regiões especiais da base do cérebro, que liberam neurotransmissores *inibitórios*, ou seja, inibem, dificultam a passagem do impulso elétrico para os neurônios que vão para os centros cerebrais responsáveis pela percepção da dor. Graças a essa inibição, muitos estímulos (ex.: carinho, pressão leve) não chegam aos centros da dor no cérebro, e, portanto, não são percebidos como dolorosos. É como uma brincadeira de cabo-de-guerra: vence quem puxa mais forte o cabo. Se o estímulo é mais forte que a inibição, você vai sentir dor; mas, se for o contrário, você não sentirá dor alguma. Estímulos como carinho, pressão leve, o batimento normal das artérias, a luz normal, o barulho normal, a água caindo no corpo quando você toma banho, as emoções normais que você sente, a escova que você passa no cabelo, acabam seguindo outras vias neuronais, que levam a centros cerebrais, gerando as reações e emoções apropriadas para esses outros tipos de estímulos. Um dos principais neurotransmissores inibitórios recebe o nome de *serotonina*.

Portanto, não são todos os estímulos capazes de ser percebidos como "dor", mas apenas aqueles intensos o suficiente para ultrapassarem essa inibição.

É por isso que, em condições normais, qualquer parte do corpo só dói em resposta a um estímulo intenso o suficiente para ultrapassar essa inibição constante vinda da base do cérebro.

Se o sistema inibitório não funciona bem, pode deixar passar informações para os centros cerebrais da dor que, por sua natureza, nunca deveriam atingi-los. Como esses centros só sabem comunicar "dor" se estimulados, a resposta indesejável (dor) e, nesse caso, inútil, acaba sendo percebida por nós.

Quando há desequilíbrio, o inesperado pode acontecer. A imprevisibilidade pode reinar. Aquilo que todo mundo come e não acontece nada; você come, e morre de dor. Todo mundo vai à praia, sai no sol e não acontece nada e você tem enxaqueca. Todo mundo sai para jantar e toma uma ou duas taças de vinho e você morre de enxaqueca. Você come uma banana, supersaudável, orgânica, que faz bem para todo mundo – mas, para você, dá dor de cabeça! Este é o "efeito-casa-maluca" a que me referi anteriormente. Você não fez nada de errado, e mesmo assim foi castigado com uma 'bela' crise de enxaqueca.

A causa da enxaqueca é, basicamente, um desequilíbrio de substâncias químicas produzidas pelo nosso organismo.

Algumas dessas substâncias, denominadas *neurotransmissores*, são fabricadas pelos neurônios (células nervosas). Alguns dos principais neurotransmissores em desequilíbrio envolvidos na enxaqueca são: *serotonina*, *dopamina*, *noradrenalina*, *NMDA* (abreviação de *n-metil-d-aspartato*), óxido nítrico, *GABA* (abreviação de *ácido gama-aminobutírico* em inglês) e endorfinas.

Outras substâncias envolvidas no desequilíbrio químico da enxaqueca possuem ação hormonal. Exemplos são: melatonina (hormônio produzido na glândula pineal, que se localiza no cérebro), adrenalina e cortisol (hormônios produzidos nas glândulas adrenais, localizadas sobre os rins), e *ACTH* (abreviação em inglês de *hormônio adrenocorticotrófico*, fabricado na glândula hipófise, que fica no cérebro).

São muitos nomes, não é mesmo? Você até já esqueceu o primeiro da lista...! Mas todos esses nomes complicados interagem no seu organismo. Se algum deles está em desequilíbrio, é capaz de desequilibrar *todo o resto.*

Outras substâncias, ainda, podem ser encontradas em todas as células do nosso corpo e recebem nomes como citocinas, prostaglandinas, leucotrienos e eicosanóides. As funções dessas substâncias são muito variadas, dentre as quais: regular as reações inflamatórias, a entrada e saída de cálcio nas células (não confundir com o cálcio dos ossos), e uma série de outras no sentido de equilibrar nosso organismo como um todo. O desequilíbrio dessas substâncias está presente na enxaqueca.

Alguns de vocês podem ter ouvido falar apenas na *serotonina*, como se ela fosse a única substância química cerebral em desequilíbrio na enxaqueca. É bem verdade que ela está em desequilíbrio, tanto na enxaqueca quanto em outras condições clínicas, como depressão, ansiedade, pânico e fibromialgia. É também verdade que a maioria dos remédios preventivos atua sobre ela. Mas, apesar de a serotonina possuir papel de destaque, saiba que: *ela não trabalha sozinha.* Seria simplista pensar assim. A enxaqueca e seus sintomas são o reflexo do desequilíbrio de numerosas substâncias, inclusive aquelas mencionadas nos parágrafos anteriores. É impossível que uma delas se desequilibre, isoladamente, sem provocar uma perturbação nas demais, causando um verdadeiro efeito dominó.

O que todas essas substâncias diferentes têm em comum?

1. Elas transmitem informações dentro de nossas células, bem como entre as mesmas, que se traduzem em todas as nossas sensações (inclusive dor), emoções e comportamentos;
2. Elas conseguem isso através de *receptores*.

Epa! Receptores? O que é isso?

Receptores nada mais são que estruturas específicas que flutuam nas superfícies das células sobre as quais as substâncias acima atuam. Como o próprio nome diz, eles servem para recebê-las. Existe pelo menos um tipo de receptor para cada neurotransmissor, hormônio ou substância já mencionados até aqui. Em outras palavras, existem receptores de serotonina, noradrenalina, melatonina, prostaglandinas etc.

Os receptores podem estar localizados em células do cérebro e de qualquer outra parte do organismo. Se uma célula possui um determinado receptor ou não, isso é geneticamente programado.

Pense nos receptores como se fossem fechaduras, e nas substâncias como chaves. Do mesmo modo que uma chave não entra numa fechadura que não a dela, uma substância, como as acima mencionadas, não consegue reagir com um receptor que não o seu próprio.

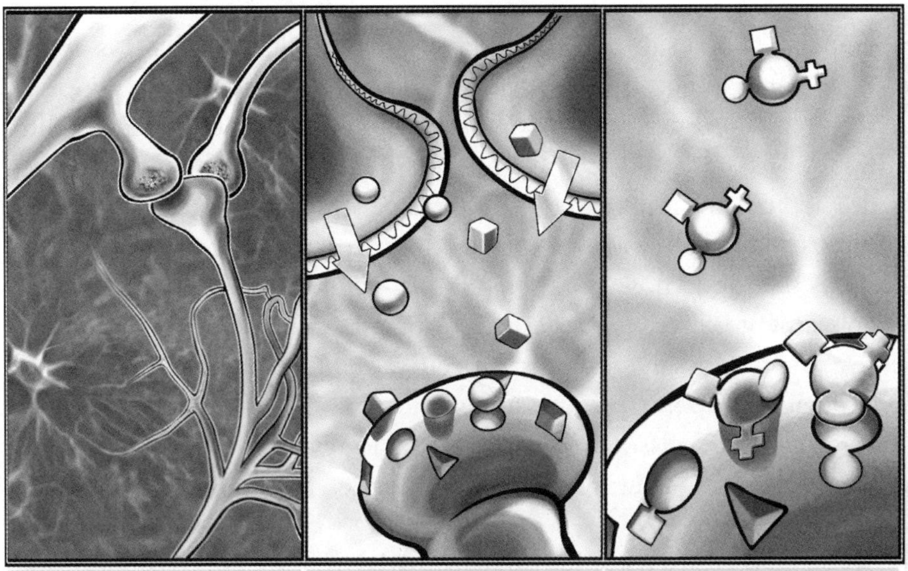

Representação artística da conexão entre os neurônios

Ampliação do ponto de conexão entre os neurônios, onde os terminais, liberando neurotransmissores, reagem com receptores específicos em outros neurônios. Cada neurotransmissor possui seu próprio receptor no qual se "encaixa".

Um único receptor pode possuir vários "sub-receptores", que se "encaixam" em partes diferentes do mesmo neurotransmissor.

Uma chave pode ter mais de uma fechadura: um hotel tem muitos quartos, e cada hóspede recebe a chave do seu. Essa chave não abre nenhum outro quarto. Mas o gerente do hotel possui uma chave-mestra, e esta é capaz de abrir as portas de todos os quartos. Embora as fechaduras sejam diferentes uma da outra, existe uma chave capaz de abrir todas elas. Por outro lado, se o gerente tentar abrir qualquer outra porta fora do hotel com essa mesma chave, ele não conseguirá. Seu campo de ação se restringe àquele hotel.

Da mesma forma, uma substância pode ter receptores diferentes. Isso se deve ao fato de que uma mesma substância tem funções diferentes em cada parte do corpo. Funções diferentes, receptores diferentes. Pense em membros de uma mesma família. Todos possuem o mesmo sobrenome, mas o primeiro nome é diferente e eles são diferentes entre si, tanto na aparência quanto nas ações e comportamentos.

Veja o caso da serotonina. A serotonina ("sobrenome") é conhecida pelos cientistas por *5-hidroxi-triptamina*, abreviada por 5-HT. Em várias partes do corpo, existem receptores diferentes para essa mesma substância. Todos são membros da mesma família (família dos receptores de serotonina), mas cada um tem uma "personalidade própria": ao reagirem com a serotonina, geram ações e comportamentos diferentes. Por exemplo: nos centros nervosos envolvidos no processamento da dor, como já vimos, a serotonina atua inibindo a transmissão dos estímulos vindos de todas as partes do corpo em direção aos centros cerebrais da dor. Já nos vasos sangüíneos, a serotonina tem outra função completamente diferente, a de provocar uma contração (estreitamento) desses vasos. No sangue, mais especificamente em células sangüíneas denominadas *plaquetas*, essa mesma serotonina faz aumentar a tendência à coagulação. Tudo isso acontece porque, ao reagir com receptores diferentes pelo corpo, a serotonina provoca ações totalmente diferentes.

No cérebro, a serotonina atua em várias frentes, controlando nosso comportamento, humor, além da dor, como já vimos.

Vamos recapitular, então:

Conforme expliquei anteriormente, existe uma série de substâncias químicas, como hormônios e neurotransmissores (ex.: serotonina) que, em equilíbrio, proporcionam respostas adequadas ao ambiente que nos cerca, resultando em bom humor, otimismo, aptidões sociais adequadas e sensações apropriadas aos estímulos que nos cercam – enfim, saúde.

Num indivíduo saudável, a sensação de dor somente é registrada no cérebro e no consciente em resposta a algum estímulo suficientemente intenso – que corresponde a uma lesão. Se algo é machucado, então dói.

É claro! Nosso instinto já sabe que quando existe uma dor, seja ela na cabeça ou em qualquer lugar do corpo, é porque existe, nesse lugar, alguma coisa *machucando*. A dor, nesse caso, é um aviso, um *alarme*. Desagradável, com certeza, porém, muito eficaz, pois como todo bom alarme, faz você tomar providências imediatas no sentido de se afastar daquilo que pode estar machucando seu corpo. Quando fazemos isso, o 'alarme' desliga, ou seja, a dor vai embora.

Mas... E quando não tem absolutamente *nada* machucando e você sente dor mesmo assim? Você faz todos os exames e não aparece nada! Ainda assim, suas dores de cabeça (e demais sintomas – leia mais a respeito no na seção deste livro dedicada aos sintomas) estão presentes, são recorrentes e interferem em sua qualidade de vida!

Nesses casos, estamos, aparentemente, diante de um 'alarme falso', pois não parece existir uma causa concreta para justificar tanta dor. Por exemplo, a dor pode se localizar bem na região ao redor de um dos olhos, mas todos os exames realizados ou solicitados pelos oftalmologistas e neurologistas insistem em nada revelar de anormal. O mesmo se aplica para qualquer outra região onde a dor da enxaqueca se manifeste!

Qual, então, é a causa dessa dor? Como pode doer tanto num lugar onde não está machucado?

Na verdade, ao contrário do que para nós seria óbvio, o problema não está no local onde você sente a dor! O problema está nas profundezas do cérebro – mais exatamente nos centros cerebrais que *percebem* a dor.

Todos os estímulos, dolorosos ou não, conforme já vimos, são levados ao cérebro, a partir de sua origem, através de correntes elétricas que percorrem células nervosas (neurônios). Os neurônios, por sua vez, se comunicam uns com os outros através de substâncias chamadas neurotransmissores. Assim, de neurônio em neurônio, a informação (por exemplo, uma picada no dedão do pé) chega até o cérebro numa velocidade de frações de segundo. Se eu aplicar um anestésico em qualquer ponto desse percurso, a informação é bloqueada, não passando do ponto da anestesia. Portanto, não atinge os centros cerebrais responsáveis pela consciência da dor. Você não sente dor nenhuma, por mais intensa que tenha sido a picada.

Não apenas a picada, mas qualquer informação (por exemplo, tato, carinho, ou mesmo informações relativas ao funcionamento interno do nosso corpo) é transmitida ao cérebro desse mesmo modo.

Todo e qualquer estímulo ou informação transmitidos pelos nossos neurônios tem uma chance de atingir os centros cerebrais responsáveis pela consciência da dor. Na maioria dos casos, felizmente, a entrada para esses centros é inibida naturalmente. Quem está a cargo dessa inibição é o próprio cérebro. Não fosse assim, todo e qualquer estímulo, por menor e mais insignificante que fosse, seria capaz de atingir os centros cerebrais da dor, e, adivinhe!, nós sentiríamos dor à toa, continuamente, no corpo inteiro, sem razão nenhuma.

Como consegue o cérebro exercer essa inibição? Através da fabricação e liberação contínua de alguns neurotransmissores e substâncias que bloqueiam a viagem da maioria das informações para além de um certo ponto, antes que atinjam os centros da dor. Essas substâncias fazem o papel de leões-de-chácara, que não permitem a passagem de qualquer informação ou estímulo banal para além de um certo ponto. Somente estímulos a partir de uma certa intensidade são capazes de ultrapassar essa barreira. Num indivíduo normal, essa intensidade corresponde justamente a uma lesão.

Um indivíduo normal só sente dor quando um determinado estímulo for intenso o suficiente para romper essa barreira – ou seja, quando o estímulo *machuca*.

Uma das principais substâncias diretamente envolvidas nesse sistema inibitório é a serotonina, porém, várias outras participam, por exemplo, a endorfina, a noradrenalina e o óxido nítrico.

"Maravilha. Vamos, então, entupir o organismo de serotonina, assim ninguém mais sente dor. Quanto mais, melhor!"

Será?

Bem, uma coisa é certa: isso é exatamente o que já fazem os antidepressivos, betabloqueadores, derivados da ergotamina, triptanos, enfim, a maioria das drogas utilizadas hoje no tratamento da enxaqueca. Elas atuam aumentando os níveis de serotonina.

Se aumentar os nossos níveis de serotonina fosse a solução, nós, os médicos, não ouviríamos nossos pacientes reclamando que o remédio, anteriormente eficaz, perdeu o efeito após algum tempo de utilização.

Além disso, nosso organismo fabrica muito mais serotonina hoje que séculos atrás. Veja por quê:

Desde a invenção da luz elétrica, o homem passou a ir dormir bem mais tarde. Quando dormimos mais tarde, nosso cérebro passa a produzir *menos* de uma substância que é fabricada apenas enquanto estamos dormindo no escuro, a *melatonina.*

Acontece que, para fabricar melatonina, o cérebro utiliza *serotonina* como matéria-prima. Quanto mais dormimos na escuridão total à noite, mais melatonina é fabricada, portanto, mais serotonina é consumida.

Mas nós não dormimos cedo, pelo menos em comparação a nossos antepassados pré-luz elétrica. A televisão, o computador e as atividades sociais estão aí para reforçar cada vez mais essa tendência. Ao dormirmos mais tarde, deixamos de produzir tanta melatonina quanto nossos antepassados, portanto, *acumulamos mais serotonina* que eles, pois deixamos de "gastá-la" para a fabricação de melatonina.

Nossa alimentação sofreu grandes transformações em comparação àquela anterior ao século 20. Uma dessas grandes transformações foi a utilização cada vez maior de açúcar e farinha brancos (refinados), xaropes de milho com alto teor de frutose (especialmente nos produtos industrializados) e outros, assim chamados *carboidratos refinados*, inclusive massas feitas a partir da farinha refinada. Acontece que quanto mais carboidratos refinados são consumidos, mais nosso organismo produz um hormônio chamado *insulina.* Estudos científicos demonstram que quanto mais insulina na nossa circulação, mais serotonina disponível para nosso cérebro. Comer pães, massas e doces provoca uma *elevação da serotonina.* Infelizmente, pães, massas, doces, refrigerantes e outras fontes de carboidratos refinados se transformaram na *base* alimentar de muitas pessoas.

Vivemos num mundo no qual o estresse é, para muitos, uma presença constante. Quanto maior nosso nível de estresse, maior a produção de serotonina pelo nosso cérebro.

O que temos, então? De um lado, as estatísticas mostram que a proporção de sofredores de enxaqueca na população (inclusive crianças) está *aumentando*. De outro, graças ao nosso estilo de vida atual, os nossos níveis de serotonina *também estão aumentando*.

Se enxaqueca fosse 'falta' de serotonina, estaríamos vivendo um paradoxo!

Além disso, nenhuma substância química ou neurotransmissor possui uma ação no cérebro que não dependa de um estado de *equilíbrio* com dezenas, centenas de outras substâncias, neurotransmissores e hormônios.

Grande parte da confusão com a serotonina é causada pelo fato de ela ter sido rotulada como uma 'substância do bem-estar'. E esta é mais uma noção simplista, produto da desinformação.

A serotonina é um *neurotransmissor inibitório*, ou seja, inibe a transmissão das informações (não apenas a dor, mas *todas* as informações) através do cérebro e sistema nervoso. Em equilíbrio, ela nos permite viver saudavelmente.

Assim, vejamos: a serotonina faz parte do *sistema inibitório da dor* sobre o qual falei anteriormente. Ela é uma daquelas substâncias que bloqueiam a transmissão de informações para os centros da dor no cérebro. Somente estímulos intensos o suficiente para ultrapassar esse bloqueio serão percebidos como *dor*. É por conta dessa função que a serotonina acabou ficando conhecida como 'analgésico interno'. Essa designação é simplista, pois deixa de lado uma série de outras propriedades da serotonina. No cérebro, todas elas têm a ver com a inibição da passagem de informações através dos neurônios.

Na retina, por exemplo, a serotonina "poda o excesso" dos sinais responsáveis por nossa visão. Se a serotonina estiver aumentada, pode diminuir a visão ou torná-la embaçada; se diminuída, pode aumentar a sensibilidade à luz. Visão embaçada e/ou hipersensibilidade à luz são sintomas comuns em portadores de enxaqueca.

A serotonina controla o processamento dos cheiros que sentimos. Quando ela está em falta, a nossa sensibilidade aos cheiros aumenta, a ponto de qualquer odor causar grande incômodo. A hipersensibilidade aos cheiros é comum entre os portadores de enxaqueca.

A serotonina controla nossa audição: a diminuição da serotonina pode causar hipersensibilidade ao barulho – sintoma comum entre portadores de enxaqueca, cujo tratamento consiste de antidepressivos que aumentam os níveis de serotonina.

A serotonina regula as emoções que sentimos. Uma quantidade diminuída de serotonina torna o indivíduo mais agressivo e impulsivo. Agressividade e impulsividade podem ter vários graus, de desejáveis a indesejáveis. À primeira vista, parece não haver nada de positivo nessas características, mas isto é porque estamos pensando em socos e pontapés, brigas no trânsito, gritos e xingamentos, intolerância. No entanto, é preciso pensar também no aspecto positivo: sem um tanto de agressividade e impulsividade, você deixa de tomar iniciativas, deixa de paquerar aquela pessoa interessante que poderia vir a se tornar sua cara metade, perde oportunidades sociais e comerciais. É uma questão de graduação: um excesso dessa mesma agressividade e impulsividade pode fazê-lo *perder* seu emprego e *prejudicar* seus relacionamentos, finanças e vida social. É preciso serotonina para controlar nossos impulsos no comportamento e nas ações. Já o excesso de serotonina pode torná-lo indiferente, sem vontade de fazer nada, paralisar suas ações, e até diminuir seu desejo sexual (efeito bastante freqüente de antidepressivos e outras drogas que aumentam os níveis de serotonina, utilizadas no tratamento da enxaqueca).

Todos esses efeitos da serotonina acontecem porque ela filtra, bloqueia e inibe a passagem das informações através dos neurônios.

Em excesso, a serotonina não causa bem-estar. Longe disso: a serotonina excessiva modifica nosso comportamento, inibe excessivamente nossos impulsos, torna nosso raciocínio mais lento, nossa memória mais fraca, atrapalha nossa concentração, altera nossa visão, olfato e audição, torna nosso sangue mais coagulável (pois a serotonina também se encontra nas *plaquetas* que circulam no sangue e são responsáveis pela sua coagulabilidade – a propósito, portadores de enxaqueca possuem exatamente essa tendência de as plaquetas se agregarem), aumenta a nossa pressão arterial, contrai os vasos sangüíneos, produzindo mãos frias e pés gelados (sintomas mais comuns em enxaquecosos que na população em geral).

O excesso de serotonina também provoca sensação de náusea, podendo chegar aos vômitos, por estimular um centro cerebral responsável por tal sensação (esse centro é chamado de 'zona quimiorreceptora do gatilho'). A serotonina em excesso diminui o desejo sexual, dificulta ou impede o orgasmo e compromete o amor romântico.

Tudo isso acontece quando a serotonina está 'lá em cima'. Se a 'substância do prazer' causa tudo isso, imagine então o que causaria uma substância do 'desprazer'...

O prazer está no equilíbrio!

Agora, você, que tem enxaqueca, releia os dez últimos parágrafos e confira se vários dos sintomas descritos não são extremamente comuns no dia-a-dia de sofredores desse mal, ainda que fora das crises. Além disso, estudos comprovam que o sangue dos enxaquecosos é mais coagulável que o de indivíduos sem enxaqueca. Náuseas, mãos e pés frios, aversão à claridade, ao barulho, aos cheiros, alterações da pressão arterial, diminuição da libido, memória ruim e ansiedade também ocorrem com freqüência.

Leia cuidadosamente e perceberá que na enxaqueca ocorrem sintomas e sinais tanto de excesso de serotonina (*náuseas, sangue mais coagulável que o normal, diminuição da memória, diminuição da libido, desinteresse e indiferença às coisas da vida*) quanto de falta dela (*dor de cabeça, aversão à claridade, aos cheiros, ao barulho, agressividade excessiva*).

Em suma, os fatos, aparentemente contraditórios, envolvendo a serotonina e a enxaqueca são justamente estes: vivemos num mundo repleto de estresse, luz artificial, sono insuficiente e carboidratos refinados, que propiciam um *aumento* dos níveis de serotonina no nosso cérebro sem precedentes na história da humanidade. Ao mesmo tempo, a incidência da enxaqueca está *aumentando* na população. E mais: quem tem enxaqueca apresenta, comumente, uma combinação de sintomas de *aumento* e *diminuição* da serotonina.

Para compreender o que se passa, vamos recapitular o que você leu na página 48. Lemos que as diversas funções da serotonina se devem ao fato de ela possuir diferentes *receptores*. Os receptores são "fechaduras" com as quais ela reage, e essa reação resulta numa função diferente, dependendo do tipo de receptor e de sua localização no cérebro e/ou no restante do corpo. As muitas ações da serotonina só se fazem sentir após sua reação com seus receptores.

E se não faltar *serotonina*, mas faltarem *receptores de serotonina*?

Nesse caso, a serotonina, por mais abundante, não terá *com quem* reagir. Portanto, tudo se passará como se houvesse *falta de serotonina.*

Mas por que haveria de faltar receptores?

Acontece que a natureza, quando detecta um aumento excessivo e persistente de qualquer substância, seja ela neurotransmissor, hormônio, ou o que quer que seja, faz diminuir a quantidade dos *receptores* dessa substância, na tentativa de restaurar o equilíbrio. Em medicina, dizemos que os receptores se tornaram *resistentes* (ou *adquiriram resistência*) à substância. Infelizmente, o resultado final desse processo é uma série de sintomas nada agradáveis. Sintomas de *falta* da substância, ainda que na presença de quantidades maciças da mesma.

A resistência de receptores é bem conhecida pela medicina. O *diabetes*, por exemplo, é uma doença que pode ser causada tanto pela falta de *insulina* (hormônio produzido pelo pâncreas em resposta à ingestão de açúcar, com o objetivo de armazená-lo dentro das células a partir do sangue), quanto pela resistência de *receptores de insulina* na presença de quantidades elevadas da mesma (o indivíduo ingere açúcar, pão, amido e massa em excesso, todos os dias, e conseqüentemente produz muita insulina, dia após dia, ano após ano, podendo criar uma situação na qual seus receptores se tornam resistentes). Ambas as situações, tanto o caso de falta de insulina, quanto o de falta de *receptores* de insulina, provocam o mesmo resultado: incapacidade de armazenamento do açúcar nas células do corpo a partir do sangue, tendo como resultado a elevação anormal dos níveis de açúcar no sangue – ou seja, diabetes. Em ambas situações, a *ação* da insulina está ausente ou insuficiente, seja pela falta de insulina, seja pelo excesso de insulina com falta de seus receptores.

A possibilidade de resistência de receptores não se restringe à insulina (que neste caso serviu apenas de exemplo), mas também a todos os hormônios, neurotransmissores, drogas e tudo aquilo que possivelmente requer receptores no nosso organismo.

Até mesmo o *som* está sujeito a um processo semelhante. Quem são nossos "receptores" de som? Os ouvidos! Pois imagine uma pessoa trancada numa sala, com música em volume bem alto, dia e noite, continuamente. Passados alguns dias ou semanas, essa pessoa vai se queixar que o volume da música tornou-se *demasiado baixo*. Mas para qualquer indivíduo com audição normal que acabe de entrar na sala, o volume sonoro será altíssimo.

O que aconteceu? Os ouvidos (*receptores* de som) dessa pessoa foram ensurdecendo (*desenvolvendo resistência*) na (vã) tentativa de se adaptar ao volume excessivo e persistente. Uma vez instalado esse processo, de que adianta um som de volume altíssimo se faltam ouvidos (receptores) para detectá-lo? Na prática, para a vítima desse processo tudo acontece como se o som estivesse *muito baixo*.

A partir de todas essas explicações, não é preciso dar um salto muito grande de raciocínio para especular que o mesmo esteja se passando com os receptores de serotonina nos sofredores de enxaqueca.

A hipótese de que a enxaqueca é a conseqüência de um *excesso* prolongado de serotonina, seguido pela *resistência* de alguns dos seus receptores, explica tudo o que a hipótese de "falta de serotonina" não é capaz de explicar.

As estatísticas mostram que a enxaqueca está *aumentando* na população como um todo, tanto em crianças quanto em adultos. Os níveis de estresse estão cada vez maiores, e o estresse aumenta a serotonina.

O estresse atrapalha o sono. O computador, a televisão e a luz artificial *competem* com o sono e comprometem sua qualidade e quantidade. O ser humano nunca dormiu tão pouco. Menos sono implica menos fabricação de melatonina, portanto, em acúmulo de serotonina (a serotonina é utilizada como matéria-prima para a fabricação de melatonina pelo cérebro).

Nossa alimentação tem se baseado, cada vez mais, em produtos industrializados à base de carboidratos refinados, sob a forma de açúcar, xarope de frutose do milho, farinha branca, bolachas, massas e pães. Todos estes, quando absorvidos pelo organismo, geram uma produção excessiva de insulina, que favorece a produção de serotonina.

Quanta serotonina!

Com tanta serotonina a mais rondando nosso cérebro, como é possível que doenças como a enxaqueca, depressão, ansiedade, pânico e fibromialgia estejam *aumentando*?

Não há explicação mais lógica, a não ser o "ensurdecimento" dos receptores de serotonina como resposta natural do organismo a toda essa situação.

Lembre-se de que existem muitos tipos diferentes de receptores de serotonina, portanto, não é difícil imaginar que *alguns* desses receptores possam apresentar uma tendência *genética* a se tornarem resistentes mais facilmente que outros.

Isso pode explicar perfeitamente a presença de sintomas de excesso de serotonina (falta de memória, diminuição do desejo sexual, náuseas, vômitos, aumento da coagulabilidade do sangue, diminuição da motivação, indiferença, falta de vontade, visão embaçada, mãos frias, pés gelados, diarréia, elevação da pressão arterial) concomitantemente a sintomas de falta de serotonina (intestino preso, agressividade além da conta, dores de cabeça, dores em várias partes do corpo, aversão à claridade, ao barulho e aos odores).

Todos esses sintomas podem "conviver" em situações nas quais a serotonina está excessiva, ao mesmo tempo em que *alguns* dos receptores de serotonina estão resistentes, e outros não. E isso depende da genética de cada um, o que explica porque uma determinada pessoa pode possuir um estilo de vida *pior* que o seu, mas sem apresentar os seus sintomas.

É só a essa altura que a *genética* exerce seu papel.

Expliquei, anteriormente, que a genética depende do meio ambiente e do comportamento para se manifestar.

A ciência contemporânea está descobrindo que não apenas a enxaqueca, mas todas as doenças crônicas, que tanto nos incomodam e prejudicam, possuem um fundo genético.

Tome, por exemplo, o caso da obesidade. Estudos científicos atuais demonstram que a obesidade é genética. Mas veja só que interessante! Pegue uma fotografia de um grupo qualquer de 100 pessoas, tirada no ano de 1907. Quantos obesos você vê nessa fotografia? Nenhum, provavelmente. Pegue, agora, uma fotografia de outro grupo qualquer de 100 pessoas tirada em 2007. Quantos obesos aparecem nessa foto? Cerca de 30%.

A obesidade era determinada pela genética em 1907, e continua determinada por ela em 2007. O que mudou?

O meio ambiente e o comportamento.

Portanto, o meio ambiente e o comportamento podem "ligar" ou "desligar" tendências genéticas. E isso é comprovado não apenas no ser humano, mas em todas as espécies de seres vivos, até mesmo em organismos unicelulares. Estudos com bactérias em órbita na estação espacial, *Mir*, demonstraram que essas bactérias, quando levadas ao espaço sideral, sem gravidade e na presença de radiação cósmica, se tornam mais agressivas que na Terra, chegando até ao ponto de "comer" partes da espaçonave. Isso significa que alguns genes dessas bactérias, inativos nas condições ambientais terrestres, se tornam ativos no espaço, resultando em características totalmente inesperadas. Ao retornarem ao planeta Terra, essas bactérias (felizmente!) perdem tais características. O meio ambiente é capaz de "ligar" ou "desligar" interruptores genéticos em todos os seres vivos!

Se você pesquisar qualquer doença – por exemplo, obesidade, depressão, câncer e, por que não, enxaqueca –, vai descobrir que existem certas características especiais nos genes presentes para cada um desses grupos. A relação dessas características (*normais* e *naturais*, aí é que está!) com a eventual doença, no entanto, não é direta. *Não basta ter o gene para ter a doença.* Acontece que, para determinado gene se expressar ou não, depende totalmente do ambiente ao redor, ou seja, nossos hábitos, comportamentos e estilo de vida é que determinam e controlam, em última análise, a expressão genética. Claro que existem exceções, como as *aberrações cromossômicas* e *erros genéticos*, mas felizmente esses fenômenos são muito, muito raros, e dão origem a doenças igualmente raras em comparação com a enxaqueca vista por aí, no dia-a-dia, que é justamente o tema deste livro.

Nossos hábitos e estilo de vida são, portanto, os maiores determinantes, não apenas da enxaqueca, mas de todas as condições que ameaçam nossa saúde e bem-estar.

Vamos, então, para as minhas sugestões?

PARTE 3

A Medicina do Estilo de Vida

Capítulo 5

Visão Geral

Após anos de estudos para concluir isto que você leu até aqui, bem como de prática e de observação clínica, comprovei, por meio do sucesso terapêutico de meus pacientes, que o estilo de vida determina não apenas o aparecimento da enxaqueca, mas também, quando modificado para melhor, aponta diretamente para a resolução do problema.

Com essas mudanças, não apenas a enxaqueca, mas também outras doenças costumam melhorar de maneira significativa – especialmente aquelas dos "tempos modernos", como TPM, depressão, ansiedade, pânico, insônia, obesidade e fibromialgia. Sintomas como falta de memória, irritabilidade, má concentração, falta de energia e disposição também costumam melhorar significativamente.

As estatísticas ao redor do mundo revelam uma incidência da enxaqueca em torno de 12% a 20%. Isso significa que entre um e dois *bilhões* de pessoas no mundo são sofredoras de enxaqueca. Segundo as estatísticas, a incidência da enxaqueca está aumentando. Juntamente com a assim chamada *cefaléia do tipo tensional*, a enxaqueca é a causa número 1 no *ranking* de consumo de analgésicos e a queixa dolorosa mais corriqueira em consultas médicas. Os prejuízos emocionais e financeiros são imensos. No entanto, tudo isso é, em sua imensa parte, evitável e tratável a partir de mudanças de hábito, que explicitarei a seguir.

Batizei essa nova modalidade de tratamento de *Medicina do Estilo de Vida*. Ela não abandona, de maneira alguma, os conceitos da medicina tradicional, mas dá aos hábitos e às atitudes uma ênfase muito maior que aos remédios. Já disse no começo do livro que não sou *contra* medicamentos – acho até que alguns pacientes podem se beneficiar enormemente de seus efeitos, dependendo do caso. Mas medicamentos só não bastam!

A *Medicina do Estilo de Vida* não se limita, simplesmente, à prescrição de drogas, mas ensina, na prática, como repensar a vida em geral, visando minimizar e até abolir, com o tempo, a necessidade de recorrer aos medicamentos, que, afinal, só combatem os sintomas.

Como meus pacientes conseguem modificar seus hábitos?

Antes de mais nada, eles são proativos. Eles querem mudar. Acham importante participar ativamente do tratamento, e não apenas ficar à espera de intervenções de fora.

Meus pacientes, além das avaliações médicas periódicas no consultório, onde são elaboradas estratégias individualizadas de tratamento, se reúnem comigo *fora* do ambiente do consultório, em grupos, periodicamente, quando discutimos tópicos de alimentação, às vezes até mesmo *ao pé de um fogão*. Além disso, participam de reuniões sobre outros tópicos de estilo de vida, como sono, equilíbrio hormonal e gestão do estilo de vida, ou então sobre os *comos* e *porquês* da enxaqueca e de outras doenças em função do estilo de vida. Freqüentando esses encontros, eles sentem que vão se posicionando perante o leme de controle de seu próprio corpo, na saúde e na doença. A melhora é espantosa.

Diferente, não é mesmo?

Infelizmente, a medicina não tem dado a mínima bola, na prática, para o estilo de vida de cada indivíduo. O que importa é apenas prescrever remédios e procedimentos padronizados, massificados. A verdade é que a medicina tem se especializado cada vez mais em *doenças*, e menos em *saúde*. O preço que estamos pagando é alto; mas, felizmente, isso pode mudar.

Recuso-me a compactuar com a noção de que a cura vem *de fora*, bastando ao paciente abrir a boca, passivamente, à espera de alguma pílula ou de alguma varinha mágica, seja ela remédio, acupuntura, ervas, enfim, o que for. Infelizmente, é exatamente essa a atitude da maioria das pessoas e da medicina.

Convenhamos, quando a medicina *fala* da importância dos bons hábitos, é quase sempre da boca para fora.

Você só pode pregar hábitos saudáveis se possuí-los e conhecê-los a fundo! Os gordinhos que me desculpem, mas alguém vai acreditar naquela 'milagrosa' técnica de emagrecimento desenvolvida ou divulgada por um indivíduo acima do peso?

Hábitos saudáveis não são um castigo para quem está doente. São, sim – e precisam ser! –, uma coisa gostosa de ser vivida, seguida, experimentada e cultivada por todas as pessoas, doentes ou saudáveis.

Infelizmente, um dos piores exemplos de estilo de vida vem da própria medicina desde a época da faculdade. Graças aos plantões de vinte e quatro horas, os estudantes têm de 'esquecer' que existe sono! Ao final do plantão, praticamente sem intervalo nenhum, entram no trabalho normal. Aí, o que ocorre é que eles estão completamente desgastados e ainda aprendendo – além de se envolverem em cirurgias, diagnósticos e tratamentos clínicos –, e estarão nisso nas próximas doze horas!

Depois dessa maratona, o estudante sai, vai comer, encontrar os amigos e já nem se lembra mais que tem de descansar; nem se lembra do quanto está cansado. E com toda essa "roda-viva", ninguém, com certeza, vai pensar muito no que se come.

Bem, já dá para ter uma idéia de como é o estilo de vida desses pobres estudantes.

Veja só: para você, não é nada fácil mudar certos hábitos. Para esses pobres estudantes, ao saírem da faculdade como médicos formados e residentes, é tão difícil quanto! Além de serem médicos, são pessoas comuns, como você, e podem usar as mesmas desculpas: "A vida anda muito corrida", "Não tenho tempo para isso", "Estou muito cansado". Também, como você, podem sofrer de enxaqueca!

Os professores e diretores das instituições de ensino, por sua vez, nada fazem para modificar esse cenário. Não conhecem outro, ou nem notam o que estão impondo aos estudantes, pois não participam integralmente de toda sua jornada. Eles até já passaram por isso, sofreram também, mas não se lembram mais, ou acreditam que essa louca rotina faz parte do negócio.

E, como em qualquer outro curso ou profissão, existem rixas, conflitos de egos, ciúmes, prepotência por parte de uns, estresse, situações de emergência etc.

Todas essas coisas, como bem sabemos — e faço questão de ressaltar que acontecem em qualquer área de atuação —, podem vir a causar a destruição de carreiras brilhantes. É necessário muita diplomacia para se livrar de tantos entraves sem prejudicar a si mesmo e o outro. Mas só diplomacia não faz do indivíduo um bom profissional.

Existe também outra questão que, à primeira vista, até pode parecer bem-vinda, mas pode limitar enormemente o aprendizado médico: comumente, indústrias relacionadas à área médica são patrocinadoras de aulas, trabalhos acadêmicos (por exemplo: monografias, teses de mestrado e doutorado) e eventos em geral (por exemplo: congressos médicos), tanto na universidade como fora dela.

Atitude que pode dar a impressão de ser bastante louvável, pois nesses patrocínios são apresentados vários tipos de novidades de todas as áreas da medicina. Mas, por trás das aparências, o que ocorre – e todos nós sabemos – é que: 1) Ainda não foi inventado produto algum que atue além da superfície da doença (os sintomas, e não as causas). 2) Não são apresentadas, nem discutidas, ações de hábitos e estilo de vida que podem influenciar eficazmente as *causas* e não apenas os *sintomas* das doenças em questão. 3) As drogas e demais intervenções são apresentadas pela indústria como praticamente as únicas e/ ou mais eficazes soluções. O que se leva para casa, de tudo isso, é um conceito cada vez mais reforçado de que 'enxaqueca' é igual a 'falta de remédio para enxaqueca'.

Nosso conhecimento dos processos naturais, dos ciclos vitais e hormonais mais básicos, e o estudo da nossa capacidade de restaurá-los a partir do estilo de vida, todas essas questões importantes, são minimizadas, abandonadas, de modo a parecer secundárias, supérfluas. Quase uma perda de tempo! Alguma dúvida? Basta contar o número de médicos sérios, de prestígio e formadores de opinião que dão prioridade à gestão do estilo de vida na sua prática clínica. Pouquíssimos, infelizmente.

A noção de que o estilo de vida é, praticamente, sem importância na recuperação da saúde e reversão da enxaqueca, é transmitida à população pela mídia, cujos patrocinadores são a indústria farmacêutica e alimentícia, e cujas fontes são, muitas vezes, profissionais de saúde influenciados por essa indústria. Não é à toa que muita gente pensa: "Minha dor é muito antiga, intensa e freqüente para melhorar somente com o sono, a alimentação, o reequilíbrio hormonal e o estilo de vida. Isso é conversa mole".

Mas vamos parar e pensar por um segundo. Se sua saúde foi estragada por um estilo de vida *inadequado*, não seria lógico concluir que um estilo de vida *adequado* poderia ser capaz de restaurá-la?

Essa inversão de valores – 'nada' para o estilo de vida, e 'tudo' para drogas e outras intervenções –, causada pela omissão da importância de certas informações, provoca uma minimização daquilo que realmente é importante.

Infelizmente, o resultado de tantas ações bancadas pelas indústrias farmacêutica e alimentícia, é uma fé cega na "cura pela química". É tão mais 'fácil e rápido'... e tão lucrativo! Não requer o conhecimento de nada do que estamos falando aqui.

Atualmente, interessa, sempre e em qualquer ramo, que a vida seja assim: *'prática'*. Conseqüentemente, não sobra tempo, nem interesse, para questionar os *consertos rápidos* para nossos problemas do dia-a-dia, como, por exemplo, a enxaqueca.

Tanto lucro com as doenças faz a *saúde* pular para o 'banco de trás', para o segundo plano.

Como é possível apontar, reconhecer e modificar algum defeito no sistema atual de gestão da nossa *saúde*, num cenário em que praticamente todos os eventos médicos, pesquisas, hospitais, mídia etc., que endossam a venda e o uso dessa abundância de medicamentos e intervenções, inclusive com o aval de propaganda e publicidade maciças, são patrocinados pela indústria farmacêutica?

Volto a insistir: Alguns medicamentos possuem um lado positivo, porque podem ser benéficos em momentos e situações adequados, dentro de uma estratégia consciente de tratamento para alguns casos individuais. Mas não deveriam ser o único recurso para todos os casos! Temos o direito de saber e conhecer, também, seu lado negativo. Explorar outros recursos!

Todos sabemos o quanto é confortável e rápido andar de carro para lá e para cá, mas sabemos também (ou estamos aprendendo) o quanto nos faz mal a poluição que os carros soltam no ar. Por que, então, não podemos conhecer os males que uma droga pode causar à nossa saúde? Por que não podemos aliar mudanças sistemáticas de hábitos e estilo de vida para retomar nossa própria saúde e nos livrarmos dessas drogas?

É a sua saúde! Você tem esse direito!

Mas é claro que não será a mãe que irá falar mal de seu filho. O fabricante de remédios ou de alimentos industrializados jamais falará mal de seu produto, e ele fala de seu produto em congressos, pesquisas científicas e eventos médicos que patrocina. Em hospitais e consultórios que visita, na propaganda que faz na mídia. Falar mal do próprio produto diminuiria suas vendas, seu lucro, sua razão de existir.

E os pacientes, em parte, são culpados por isso, porque não questionam, e nas poucas vezes em que o fazem, contentam-se com respostas do tipo: "Você tem de tomar esta medicação, ou se submeter a essa intervenção. Se não o fizer, será pior!".

Em algum momento, as pessoas vão começar a se dar conta de tudo isso. Mas será que até lá, elas já não estarão com problemas demais?

As contra-indicações e os efeitos colaterais não são alardeados na mesma medida em que são os produtos e seus efeitos, por motivos óbvios, é claro. E é aí que o problema cresce, porque quem compra a idéia, se enturma e fica tranqüilo. Ou seja, junta-se a uma massa de pessoas que 'estão no mesmo barco', e assume os comportamentos e as crenças dessa massa. E se alguém questionar determinado produto farmacêutico de seu estoque de crenças dentro dessa massa, certamente vai comprar uma briga sem muitos aliados.

Esses produtos de que estamos falando são, quase todos, novos lançamentos, porque não há interesse comercial em produtos mais antigos pelo fato de suas patentes já terem vencido e, portanto, qualquer concorrente poder fabricá-los.

Esses eventos nos quais esses produtos são promovidos, reúnem grandes nomes da medicina e grandes laboratórios, o que certamente chama a atenção da mídia, que compra as idéias ali veiculadas justamente por terem o aval desses grandes nomes. A mídia, além disso, vende espaço de publicidade para a indústria farmacêutica e alimentícia. Como ela poderá fazer matérias criticando a mão que a alimenta? O que seria da grande mídia sem a publicidade dessas indústrias?

Você, que coleciona artigos sobre enxaqueca, sabe, mais do que ninguém, quantas vezes foram divulgados novos remédios e suplementos com poderes semelhantes ao milagroso. Se dependesse de algumas dessas manchetes e artigos, a enxaqueca já teria deixado de ser um problema há muito tempo. Mas lembre-se: os artigos da imprensa não são criados por ela, mas sim pelos entrevistados – os formadores de opinião. A imprensa, mesmo quando procura ao máximo não errar, não divulgar falsas notícias, vai justamente atrás das autoridades mais intocáveis: os professores das melhores universidades (de preferência os titulares) e as sociedades médicas. O problema é que ambos são comumente agraciados com bolsas para suas pesquisas, patrocínios a seus eventos e participações em tantos outros. Só podem falar muito bem de quem "tanto ajuda".

É claro que, com tantas opiniões favoráveis sendo publicadas por grandes nomes, um remédio pode, por exemplo, rapidamente se transformar no único, no melhor, e sua prescrição vira "padrão de conduta". "Consenso." É, então, eleito como a informação a ser passada adiante. O remédio da hora. A bola da vez.

Diante da avalanche de '*evidências*' de que só esse remédio resolve tão bem o problema, nem de longe se pensa em tentar outra opção; afinal, "todo mundo diz que ele é bom!".

Se for algum tipo de tratamento natural, então, nem se fale! Para muitos médicos, isso soa quase como bobagem. E veja que estou falando de coisas realmente simples, como algum tipo de alimento ou bebida saudável, nada de simpatias ou encantamentos malucos!

Mas quem é que pode patentear um limão e um alho como o remédio mais eficaz para gripe? Eles são substâncias de domínio público. Não podem ser patenteados!

Agora, uma daquelas substâncias de nome difícil e que alguém *cria* em laboratório pode, sim, ser patenteada, e render rios de dinheiro.

Com tantas informações e novas tecnologias disponíveis, a arte de diagnosticar e curar está sendo desacreditada e esquecida.

Já os pacientes, por sua vez, estão ficando cada vez mais confusos. Amedrontados. Enroscados cada vez mais na gigantesca teia que é a "indústria da saúde". A parte mais irônica é que os pacientes são a matéria-prima principal dessa teia confusa. Sem eles, nada acontece.

Como médico, meu objetivo neste livro, nas minhas palestras e nas consultas em minha clínica é ajudar as pessoas a se libertarem dessa teia, através de uma abordagem multidimensional, levando em conta as particularidades físicas, mentais, emocionais e espirituais de cada paciente, tentando desvendar os vários fatores que podem ter sido causas da enxaqueca. Procuro orientar e ajudar as pessoas a encontrarem a melhor forma de se afastarem de tais fatores por meio de modificações em seu estilo de vida. Na Medicina do Estilo de Vida, a maior lição de casa quem faz é o paciente!

Não existe uma única fórmula mágica aplicável a todos os casos. Cada enxaquecoso tem sua própria história de vida. Não adianta, por exemplo, eu insistir em tratar só com mudanças alimentares uma pessoa emocionalmente traumatizada por uma grande e recente perda em sua vida. Neste caso, a mente e o espírito devem ser o principal alvo de atenção.

Somos corpo, mente e espírito (entenda-se por 'espírito' o caráter não físico da pessoa, como, por exemplo, a personalidade, emoções, coragem, energia, determinação, humor, pensamentos, intenções); portanto, nossa saúde depende da integridade desses três componentes. Cuidar dessas três coisas é a principal saída para a enxaqueca, a promessa deste livro.

Você, leitor, vai aprender nas páginas seguintes os fundamentos daquilo que ensino aos meus pacientes.

Capítulo 6

Alimentação

Como disse anteriormente, faço reuniões e palestras sobre estilo de vida com meus pacientes, sempre em pequenos grupos. Essas reuniões não acontecem no meu consultório, mas em outros lugares. Dou preferência a lugares que tenham uma cozinha! Até na cozinha da minha casa algumas dessas reuniões aconteceram. No consultório, recebo meus pacientes individualmente, faço os diagnósticos e delineio as estratégias de tratamento, como faz qualquer outro médico. Já o estilo de vida, este precisa ser ensinado num ambiente mais apropriado, onde é possível formar grupos, para que cada sofredor de enxaqueca saiba que não está sozinho. Se esse ambiente tiver uma cozinha, melhor ainda!

A cozinha é um lugar essencial para um estilo de vida saudável!

A maior farmácia do mundo

A maior farmácia do mundo está muito mais perto do que pensamos: em nossa própria cozinha. É possível transformar o fogão, os talheres, panelas e pratos nos mais poderosos instrumentos de prevenção e combate às doenças em geral, e à enxaqueca, em particular.

Você sabia que os primeiros médicos da pré-história eram as mulheres? Na pré-história, enquanto os homens saíam à caça, as mulheres preparavam alimentos e fabricavam utensílios. A experiência, aliada à intuição, foi desvendando poderes de prevenção e cura nos alimentos e temperos.

Veja alguns dos tópicos ensinados, na prática, durante nossas reuniões culinárias:

- Quais alimentos podem influenciar positivamente os neurotransmissores cujo desequilíbrio resulta na enxaqueca?
- Quais alimentos têm propriedades anti e pró-inflamatórias?
- Como é possível equilibrar (ou desequilibrar) hormônios com a comida?
- Quais alimentos podem acalmar ou estimular o sistema nervoso?
- Como certos ingredientes podem prevenir ou predispor alguém ao câncer?
- Existe uma dieta antiinfecção? Anticâncer? Antiasmática? Antialérgica?
- Quais alimentos podem causar retenção de líquido?
- Como pode o leite industrializado predispor alguém a uma série de doenças, e por que o leite cru poderia preveni-las?
- Alimentos probióticos — uma parceria com o mundo das bactérias evita doenças.
- A farsa dos óleos vegetais refinados — como eles acabam com sua saúde?
- Sementes, grãos e cereais — o que há de melhor e de pior neles?
- O mito da pimenta — ela arde, mas faz bem.
- A questão das gorduras — algumas são vitais, outras, mortais.
- A questão dos adoçantes — como é que algo com zero caloria pode levar ao ganho de peso?

Diferenças de alimentação no inverno e no verão.

Neste livro, pretendo elucidar os principais pontos — o suficiente para você iniciar sua jornada rumo à retomada da saúde e, conseqüentemente, o alívio da enxaqueca.

Por que os regimes e as dietas quase nunca funcionam, ou fazem efeito apenas temporariamente?

É simples. Eles retiram tudo de gostoso do seu prato. Você consegue permanecer na dieta por tempo limitado, mas depois volta a escolher seus alimentos, prepará-los e comê-los do jeito que sempre soube, aprendeu e que sempre gostou.

E se você aprendesse, na prática, ao pé de um fogão, novos métodos de preparar, facilmente, alimentos deliciosos, com a textura, o sabor, o aroma e o paladar que sempre gostou, apenas utilizando os ingredientes mais saudáveis ao corpo, à mente e ao espírito?

A proposta das minhas reuniões ao pé do fogão é exatamente esta: Provocar gosto por sua nova alimentação, para que você não queira nem pensar em voltar a comer como antes. Nada de bolachinhas, margarina, adoçante, contagem de calorias. Você não sentirá mais falta de nada disso!

Já passou por sua cabeça que tanto a epidemia de obesidade quanto o advento da contagem de calorias são recentes na evolução da humanidade, e, mais, surgiram ao mesmo tempo? Ora, eles andam de mãos dadas! Onde uma está, a outra também estará.

A idéia de que cozinhar é perda de tempo, atividade de mulher submissa ou coisa de gente desocupada foi gerada por toda uma publicidade em torno dos alimentos industrializados (cheios de conservantes e aditivos artificiais). A tentação pelos industrializados é grande, ainda mais quando você vê uma daquelas artistas ou modelos lindas, de corpo perfeito, anunciando que aquilo é muito bom, prático, e ainda por cima é *diet*, não engorda!

Quem resiste a uma proposta dessas?

Procuro me esforçar para tornar as reuniões ao pé do fogão sempre inteligentes, criativas, ideais para pessoas dinâmicas, questionadoras, e que até duvidam de que sua saúde pode melhorar tanto apenas com uma maior familiaridade na própria cozinha. Durante as reuniões, os participantes põem, literalmente, a mão na massa e aprendem a assumir o comando de sua saúde e bem-estar a partir do preparo de alimentos práticos, fáceis e deliciosos.

O primeiro resultado visível é o retorno ao peso normal, que, diferentemente de todos os regimes e dietas temporários, se mantém naturalmente! Você muda seu hábito alimentar, sem fazer força – pelo contrário, com muito prazer –, a partir da aquisição de conhecimentos! E mudar a alimentação é um enorme passo no sentido de evitar o aparecimento ou piora da enxaqueca. Você comprovará isso, provavelmente, ao final de três meses, se seguir tudo à risca.

Cada pessoa é única. Somos diferentes uns dos outros, e por isso mesmo certos ingredientes, por mais que sejam considerados saudáveis, podem não cair bem para alguns de nós. Encare minhas sugestões da seguinte forma: Caso você já saiba, por experiência, que determinado alimento pode desencadear crises de enxaqueca ou algum outro mal-estar, evite aquele ingrediente em particular, qualquer que seja. Não se iniba pelo fato de ele fazer bem aos outros ou ser recomendado neste livro.

Todavia, já cansei de testemunhar, pessoalmente, casos de pacientes meus que detestavam certos ingredientes por causa do seu paladar – ou porque não lhes caíam bem e até chegavam a desencadear enxaqueca –, mas acabaram por descobrir, em nossas reuniões, que muitos deles, quando preparados de maneira diferente e consumidos em quantidade adequada, em combinação com outros, dentro de todo um contexto de refeição, acabavam por se transformar em verdadeiras iguarias, deliciosas ao paladar, sem agredir a digestão, muito menos desencadear enxaqueca!

Tomemos um exemplo:

Suponhamos que para você, a exemplo de muitos enxaquecosos, as nozes e as castanhas em geral possam desencadear enxaqueca. Digamos que você já tenha testado e comprovado esse fato. Mas será que se tivesse comido apenas duas ou três nozes, recém-saídas da casca, deixadas de molho em água e sal não-refinado por várias horas e em seguida levadas ao forno com a temperatura mínima e a porta entreaberta, por várias horas até secarem, será que, ainda assim, você sofreria a mesma conseqüência? É provável que não!

Outro exemplo é o alho. Muitas pessoas que não toleram bem esse ingrediente passam a não ter problemas com ele, se picado em pedacinhos, verdadeiramente minúsculos, para que fiquem bem espalhados, e utilizado em quantidades bem menores. Com o tempo, o organismo pode ir se acostumando a quantidades maiores.

A quantidade ingerida é importante. Ninguém – nem quem não sofre de enxaqueca – deveria pegar uma porção grande das nozes acima e comê-las exageradamente. O óleo nelas contido – muito bom e saudável, por sinal –, quando ingerido em excesso, pode provocar uma sensação de peso no estômago e até dor de cabeça, mesmo em quem não tem enxaqueca. Imagine então em quem tem! Quando em excesso, até os ingredientes mais saudáveis podem desencadear dores de cabeça e uma série de outros problemas. Um dos segredos, portanto, é a quantidade.

Algumas poucas nozes – digamos, duas a três por pessoa –, preparadas com cuidado, quebradas em pedacinhos e salpicadas numa salada para toda a família, vão ter um efeito completamente oposto: saúde e bem-estar. Afinal, o óleo das nozes, assim como outras gorduras que vamos citar aqui, possui propriedades antiinflamatórias, ou seja, antienxaqueca. No caso dos óleos e gorduras, tudo é uma questão de dose. E de qualidade, é claro. Mas, até hoje, quem se importava com isso?

Atualmente, há uma preocupação muito grande com a composição dos alimentos, ou seja, quantas calorias, carboidratos, vitamina isso, vitamina aquilo ele contém, bem como com suas normas técnicas de higiene e de conservação.

Na teoria, tudo parece muito fácil, belo. Um profissional recém-saído da faculdade de nutrição está, com certeza, muito mais preocupado com os números do parágrafo anterior do que em como cozinhar esses alimentos de maneira saborosa e saudável, até porque a ênfase do curso não está em cozinhar alimentos. Quem quer aprender a cozinhá-los, dando-lhes textura, apresentação, cor e paladar deliciosos, deve procurar um curso de culinária, não de nutrição.

Isto não lhe parece irônico? Eu, pessoalmente, perdi a amizade com uma certa nutricionista quando, no seu aniversário, resolvi presenteá-la com uma panela supermoderna, um presente caro até! Diziam que a panela era totalmente ecológica – eu achava que iria agradar –, mas ela se ofendeu e perguntou se eu julgava que ela fosse alguma cozinheira. Que gafe! Na minha cabeça, sempre imaginei que as pessoas que optaram pela carreira de nutrição adoravam cozinhar!

E por falar em panela...

Ação sugerida

Evite utilizar panelas de alumínio, bem como comer em restaurantes que utilizam este material. Sim, visite a cozinha dos restaurantes que freqüentar! O alumínio é neurotóxico, ou seja, possui um efeito negativo sobre o cérebro e o sistema nervoso. E ele escapa da composição da panela para o alimento. Como a enxaqueca já envolve alterações bioquímicas no cérebro, não é desejável expô-lo a mais esta toxina.

Atenção com os utensílios culinários de cerâmica esmaltada, que podem conter níveis elevados de chumbo, substância neurotóxica. Outros materiais esmaltados podem apresentar o mesmo problema.

Utilize e prestigie estabelecimentos que utilizem panelas de material o mais neutro possível, como aço inoxidável e vidro.

Evite também armazenar seus alimentos em utensílios plásticos, ou colocá-los em contato direto com papel-alumínio e "papel-filme" (que de papel não tem nada). Isso por que esses materiais podem liberar resíduos de alumínio (no caso do papel-alumínio) e substâncias petroquímicas (nos casos dos utensílios e embalagens plásticas) em seus alimentos. Por que não evitar?

Tabelas e mais tabelas

Se você pegar agora uma dessas tabelas de calorias publicadas em revistas vendidas em bancas, o que vai ler? "Uma porção de ovos com manteiga tem tantas calorias." Mas, será que nessa mesma tabela será dito que os ovos com manteiga contêm essa ou aquela gordura antiinflamatória? Essa ou aquela substância que nutre o cérebro? Ela vai lembrar de dizer, por exemplo, que a saciedade proporcionada por esses ingredientes dura várias horas, muito mais tempo que os lanchinhos ou refeições '*light*', com 'teor reduzido' ou '0%' de gorduras? E que graças a essa saciedade, você não terá a mínima vontade de fazer lanchinhos à base de ingredientes do tipo farináceos, amido, açúcar – estes, sim, com altíssimo poder 'engordativo'? Será que os elaboradores da tabela vão se lembrar de contar a você que os ovos têm considerável teor de colesterol, mas que esse colesterol pode ser muito benéfico ao equilíbrio hormonal, à imunidade, ao funcionamento do cérebro e à saúde quando consumido em circunstâncias adequadas (não oxidado)? Será que vão orientá-lo sobre a melhor maneira de preparar os ovos para que as gorduras benéficas não se transformem em maléficas?

Não! Ovos e manteiga são normalmente proibidos, vetados, verdadeiros *inimigos* da dieta saudável.

O bom senso está sendo deixado de lado! Se qualquer um me perguntar se um enxaquecoso pode comer nozes e castanhas, é claro que vou dizer que sim, desde que observados os cuidados acima. Agora, se alguém me perguntar se pode comer um montão de nozes de uma vez, certamente vou aconselhar que não o faça, mesmo que não sofra de enxaqueca. Caso contrário, estará sujeito a pagar por esse exagero com uma indigestão ou até uma boa dor de cabeça. Vou orientar o portador de enxaqueca para que tente encarar as nozes não como um dos principais ingredientes de sua dieta, mas sim como um tempero, um toque *crocante*, em quantidades moderadas (a exemplo do queijo parmesão ralado que você põe sobre a omelete preparada na manteiga). E mais: Vou me esforçar para ensiná-lo a fazer tudo isso em uma palestra ou reunião ao pé de um fogão.

Com relação aos ovos, existem outros fatores a serem considerados, como, por exemplo, se estão frescos, foram ou não provenientes de galinhas criadas soltas e alimentadas à base de pasto e insetos (ao invés de confinadas à base de ração), a temperatura de preparo e quais outros temperos foram utilizados. Todos esses fatores influenciam a composição final desses ovos, e determinam sua saudabilidade.

Veja outro exemplo:

Normalmente, lemos que a laranja contém vitamina C, mas que para obter toda a quantidade de vitamina C presente num único comprimido, seria preciso comer dezenas de laranjas de uma só vez. Hoje já se sabe que não é bem assim. Afinal, como é que o mundo viveu sem comprimidos de vitamina C (e sem sucos industrializados de laranja) até relativamente pouco tempo?

Os alimentos não são como os comprimidos. Você está ingerindo, a cada laranja, milhares (milhares mesmo!) de substâncias num verdadeiro *pacote* que otimiza suas propriedades positivas e neutraliza as negativas. Portanto, existem substâncias dentro da fruta que *amplificam* aquela vitamina C e fazem com que o todo, na laranja, seja maior que a soma das partes.

Outro detalhe importante é que 'laranja' não é sinônimo de 'suco de laranja'. Comer uma laranja (ou qualquer fruta) fresca, cultivada sem agrotóxicos (ou descascá-la, cortá-la e comê-la em pedaços), após uma refeição, como sobremesa, é muito diferente de consumir o suco pasteurizado, desvitalizado, de várias delas. Até mesmo o suco de frutas frescas, orgânicas, espremidas na hora, é muito pior que comê-las propriamente (eu sei que isso pode causar surpresa para você), pois a velocidade com a qual o açúcar (frutose) do suco de uma fruta se transforma em açúcar no nosso organismo é muito maior do que quando comemos a mesma fruta. Pense só: quanto tempo leva para comer uma laranja? E para beber um copo com o suco de três laranjas? Sim, essa concentração de açúcar – ainda que natural da fruta – faz muita diferença para nosso organismo!

Do mesmo modo que lemos e ouvimos absurdos, como o do comprimido de vitamina sintética ser melhor que o alimento fresco, ouvimos também que vegetais, como o brócolis e a couve-flor, devem ser evitados, por poderem causar câncer de tireóide. Claro que isso também é absurdo. A verdade é que foi descoberta nos vegetais crucíferos, como o brócolis, uma substância que, se isolada, poderia realmente interferir no funcionamento da tireóide. Porém, ela não está isolada ou num *comprimido purificado*. Está no brócolis! O brócolis e seus "parentes" contêm outras substâncias que neutralizam aquele elemento (que também é neutralizado com um leve cozimento no vapor ou salteamento na manteiga) e conferem aos mesmos vegetais propriedades protetoras da glândula tireóide, inclusive contra o câncer.

Atualmente, existe toda uma campanha para que você troque os alimentos fornecidos pela natureza — há tantos milhões de anos — por pequenos comprimidos que podem ser ingeridos apenas com um copo d'água. Hoje são os comprimidos de vitaminas e nutrientes. E amanhã? Já pensou? Você vai ao supermercado – que por sinal terá diminuído bastante de tamanho – e comprará comprimidos de arroz, de feijão, de feijoada (!), de filé mignon, de salada – até mesmo com a opção *com* ou *sem* molho! Lemos por aí, também, que o alho vai afinar demais seu sangue ou que a erva-de-são-joão vai provocar sérias reações. Mas você já parou para ler a bula de seus remédios de última geração e ver as reações adversas que *eles* podem causar?

Não se preocupe. Se depender deste livro, você vai começar a entender alguns segredos e nuanças dos alimentos suficientes para começar a comprovar seus poderes. Transforme sua alimentação em um aliado muito eficaz na obtenção do tão desejado alívio.

Então, vamos começar?

A Dieta Antienxaqueca do Dr. Feldman

"Ai minha nossa! Mais uma 'dieta'!" O meu leitor bem informado já sabe que, infelizmente, o uso do termo 'dieta' tem sido excessivo, simplista e associado a uma conotação de trabalho não sério, inconsistente.

Mas excessos à parte, o termo 'dieta' possui um lugar bem estabelecido em medicina. A palavra 'dieta' tem origem grega, do termo '*diaita*', que significa "*um modo de vida*" (*Oxford English Dictionary*). De fato, sou fiel à idéia de mudar o estilo de vida através da alimentação, com o objetivo de otimizar a saúde.

Atualmente, a palavra 'dieta' passou a significar "*um regime de restrição de certos alimentos, por razões médicas*" (*Oxford English Dictionary*). É apenas lógico que, se existem alimentos capazes de influenciar negativamente o ambiente neuro-hormonal, cujo desequilíbrio se traduz pelos sintomas da enxaqueca, então a restrição do uso de tais alimentos (portanto, uma 'dieta') cessaria essa influência negativa. Se isso vai ser suficiente para resultar numa melhora significativa, depende de cada organismo. Afinal, a alimentação não constitui *a única* influência no equilíbrio neuroquímico e hormonal. Mas uma coisa é certa: sem as mudanças alimentares descritas abaixo, a influência negativa da alimentação persistirá inalterada.

Portanto, criei essa dieta como forma de influenciar, de dentro para fora, a *causa* neuroquímica da enxaqueca. Coisa que nenhum remédio pode fazer por você.

Este é o raciocínio: se a causa da enxaqueca (desequilíbrio de uma série de neurotransmissores e outras substâncias) for influenciada o suficiente, é possível que os sintomas melhorem. E é exatamente essa melhora que venho observando, dia após dia, ano após ano, nos pacientes que acompanho, nos leitores deste livro e nos alunos dos meus cursos e palestras que procuram seguir as recomendações desta '*diaita*'.

Peço ao meu querido leitor que, ao julgar meu uso da palavra 'dieta', considere que, na verdade, estou propondo uma restrição *sim*, mas apenas aos modismos alimentares surgidos e/ou exagerados no século 20. Modismos esses temperados com uma série de aditivos químicos artificiais, e cujo uso e técnicas agressivas de criação, cultivo, preparo e processamento têm sido influenciados por uma indústria alimentícia que visa o lucro antes da saúde. Por favor, leve em consideração que os alimentos cujo consumo recomendo são aqueles que coincidentemente não dão lucro aos supermercados, aos restaurantes ou à indústria de alimentos como um todo. Não anunciam na grande mídia, não patrocinam eventos médicos, nem de nutrição. Dão apenas sustento a alguns pequenos produtores conscientes e suas famílias, que teimam em manter seus métodos tradicionais e cuidadosos, humanos e ecologicamente sustentáveis de agricultura e criação. São alimentos e técnicas de preparo que nossas avós, e todos os ancestrais que as antecederam, sempre reputaram como saudáveis e essenciais.

Minha dieta compreende duas fases: a primeira fase dura três meses, na qual você deve procurar ser o mais rígido possível no sentido de evitar os ingredientes desaconselhados ('dieta'). A segunda, inicia-se após esse período, e dura a vida inteira ('*diaita*'), na qual você utilizará sua sabedoria, bom senso e livre-arbítrio para manter e aperfeiçoar sua nova base alimentar, adaptando-a à realidade do seu dia-a-dia. Falarei mais sobre isso, adiante.

Os primeiros três meses podem ser considerados como um período de desintoxicação. *Desintoxicação* é, sem dúvida nenhuma, a palavra mais apropriada.

Nos Estados Unidos, um único indivíduo consome anualmente, em média, cerca de 7 kg de açúcares refinados de todos os tipos, 197 litros de refrigerantes com e sem gás, sucos e chás adoçados (coletivamente conhecidos como *soft drinks*). Outros países certamente possuem estatísticas diferentes, porém é importante ter em mente que nosso comportamento alimentar tornou-se globalizado nas grandes cidades, estendendo-se cada vez mais a cidades menores e áreas rurais, e nem todos os países são tão cuidadosos e transparentes com relação a essas estatísticas quanto os Estados Unidos. Além disso, consome-se, anualmente, uma grande quantidade de corantes, conservantes e emulsificantes artificiais. Incorporamos, diariamente, sem saber, hormônios, fatores de crescimento e antibióticos, que foram administrados ou adicionados à alimentação dos animais criados industrialmente. Ingerimos, a cada refeição, pesticidas, fungicidas, herbicidas e outros venenos, que foram utilizados para o cultivo intensivo de verduras, legumes, frutas e cereais. Se a idéia de uma desintoxicação lhe parece radical demais, pense em quão radicalmente a saúde da humanidade tem piorado a cada ano, a cada dia. Pense no quanto esses produtos podem interferir com o bem-estar do seu organismo, quanto eles podem interferir com a capacidade do seu corpo de se proteger e se regenerar de doenças. Quanto esses produtos químicos podem contribuir com o desequilíbrio que se traduz na enxaqueca.

Ação Sugerida:

Desintoxicação sem obsessão

É claro que toda desintoxicação tem limites. Você não vai deixar de respirar só porque o ar é poluído, mas existem coisas que você pode fazer para melhorar a qualidade do ar que respira. Da mesma forma, com a alimentação, você pode adquirir informação, pesquisar e fazer escolhas baseadas em seus novos conhecimentos. Vamos dar um exemplo: num mesmo supermercado, você pode optar, digamos, por verduras orgânicas, ao invés daquelas que foram tratadas com agrotóxicos. Caso o estabelecimento onde costuma fazer suas compras não possua uma seção de verduras orgânicas, você pode pesquisar em outros. Mas uma coisa precisamos deixar claro: você não deve parar de comer verduras. Se não tiver orgânicas, paciência por enquanto. Fique de olho, mostre seu interesse, peça no estabelecimento que você costuma freqüentar (hoje em dia eles gostam de saber se faltou algum produto no carrinho dos clientes), procure se juntar a outras pessoas de sua cidade que estejam buscando os mesmos produtos que você, tente conhecer algum pequeno agricultor da sua região que cultiva sua horta artesanalmente, sem o uso de venenos e adubos químicos, e que esteja disposto a vender algumas de suas verduras diretamente para você. Mas, enquanto não encontra, continue consumindo verduras mesmo assim.

Esse exemplo que dei com as verduras, deve ser aplicado também às carnes, ovos, peixes e todos os alimentos cujo consumo é essencial para a saúde, assim como para todos os ingredientes que se encontram listados sob o título 'Alimentos Sugeridos', mais adiante neste livro.

O mais importante, nesta desintoxicação, é procurar eliminar ao máximo o consumo dos itens listados sob o título 'Suspenda'.

Minha dieta consiste em suspender, por três meses, uma série de alimentos e ingredientes. Não porque estes possam desencadear crises de enxaqueca (afinal, a questão dos desencadeantes é muito individual, pois o que desencadeia crises para um, não desencadeia para outro, portanto, é inútil focalizá-los aqui), mas, sim, porque estão relacionados, de uma forma ou de outra, ao desequilíbrio de neurotransmissores, hormônios e outras substâncias, desequilíbrio este que culmina nos sintomas da enxaqueca.

Durante e após os três primeiros meses, você pode se guiar pela lista de Alimentos Sugeridos. Os alimentos dessa lista são benéficos não apenas para quem sofre de enxaqueca, nem são parte de uma dieta que eu ou alguém inventou. Eles são, simplesmente, alimentos cujo consumo pela humanidade data de tempos imemoriais; alimentos cujo consumo resultou em civilizações saudáveis, que sobreviveram, evoluíram e impulsionaram a raça humana sem médicos, sem cirurgias, sem antibióticos e sem antidepressivos até os tempos modernos.

Suspenda por três meses os itens a seguir. Seja o mais rígido possível na dieta, para que possa obter resultados máximos.

Lembre-se de duas coisas:

1. Isto é uma dieta, ou seja, você vai sair dela daqui a três meses. Depois de três meses, ela deixa de ser rígida, deixa de ser uma dieta para se incorporar à sua nova rotina alimentar, muito mais saudável. É mais fácil do que parece.
2. A dieta precisa ser acompanhada das ações sobre o sono, atividade física e equilíbrio hormonal, sobre as quais falaremos mais adiante.

Suspenda:

- Leite de vaca processado industrialmente: pasteurizado, desnatado, integral, em pó ou em 'caixinha' – sendo processado, não importa a forma.
- Café, mesmo o descafeinado – Calma, a suspensão total é só por três meses.
- Chás, com algumas exceções que serão citadas mais adiante.
- Estimulantes do sistema nervoso, como a efedrina e a cafeína encontrada nos refrigerantes e também nas bebidas 'energéticas' industrializadas.
- Sucos de frutas, até mesmo os sucos naturais, de frutas espremidas na hora, devido à quantidade de açúcar que eles concentram.
- Refrigerantes de todos os tipos.
- Açúcar de todos os tipos, inclusive frutose e xarope de frutose de milho.
- Adoçantes artificiais de todos os tipos.
- Mel, melado de cana, rapadura e outros adoçantes naturais. Após o período inicial de três meses, você poderá adoçar com eles, moderadamente, e não sentirá a necessidade de ir além do consumo moderado.

- Pães, mesmo os integrais. Após os três primeiros meses, esse consumo será disciplinado.
- Massas. Após os três primeiros meses, esse consumo será disciplinado.
- Batatas. Após os três primeiros meses, esse consumo será disciplinado.
- Farináceos. Após os três primeiros meses, esse consumo será disciplinado.
- Amido. Após os três primeiros meses, esse consumo será disciplinado.
- Óleos vegetais (de milho, soja, girassol, canola, algodão etc.), exceto o azeite de oliva extravirgem e outros óleos prensados a frio, com moderação.
- Soja e todos os seus derivados e subprodutos, exceto os especificados mais adiante no livro.
- Margarina, com ou sem gorduras *trans* (leia atentamente os rótulos. Nos restaurantes, pergunte!).
- Gordura vegetal hidrogenada (leia atentamente os rótulos. Nos restaurantes, pergunte!).
- Carne de frango – Exceto o criado solto, naturalmente, à base de pasto e insetos da natureza, sem milho, sem ração de qualquer espécie, sem hormônios e sem antibióticos (na realidade da maioria das pessoas, infelizmente, esse tipo de frango – assim como peru e congêneres – não existe!).
- Frutas secas comerciais, que estejam repletas de sulfitos (conservante que também dá uma coloração mais atraente ao produto, mas que pode causar uma série de reações negativas, inclusive desencadear crises de enxaqueca. Leia rótulos e pergunte antes de comprar). Caso encontre frutas secas sem sulfitos, pode consumir – mas sempre como um *ingrediente*, nunca desacompanhadas, devido à quantidade de açúcar que elas concentram.
- Glutamato monossódico – presente em quase todos os alimentos industrializados, em cubinhos de caldo de carne e congêneres (leia atentamente os rótulos. Nos restaurantes, pergunte!).

- Aditivos artificiais – Corantes, conservantes, aromatizantes, emulsificantes, estabilizantes, flavorizantes, acidulantes etc. (Leia os rótulos).
- Embutidos comerciais repletos de *nitritos* como aditivo conservante – (Ex.: salsicha, lingüiça, presunto, mortadela. Leia rótulos e pergunte, pergunte e pergunte, antes de comprar. Caso encontre esses produtos sem nitritos e sem nenhum outro aditivo químico, pode consumir – mas, infelizmente, você não os encontrará assim na maioria dos supermercados).
- Camarões, moluscos e frutos do mar que tenham sido tratados com nitritos (prática muito comum).
- Bebidas alcoólicas

Instruções:

1. Escolha uma boa variedade dentre os que gosta e não lhe desencadeiam enxaqueca, alergia ou quaisquer outras reações adversas nesta lista, e consuma.
2. Não estranhe caso reconheça algum dos ingredientes permitidos, abaixo, como um desencadeante de suas crises de enxaqueca. Há quatro razões básicas para isso:
a. Tudo, absolutamente tudo, pode desencadear crises em quem sofre de enxaqueca. Até mesmo emoções saudáveis, como dar muita risada, atividades saudáveis, como uma caminhada numa bela manhã de sol, e alimentos saudáveis, como os enumerados a seguir.
b. Pode ser que a quantidade ingerida tenha sido excessiva. Use moderação, sempre, na sua alimentação. Ao terminar uma refeição, saia da mesa com 'espaço' para mais comida. Nunca saia totalmente 'cheio'.
c. O modo de preparo pode ter sido nocivo para você. Vamos falar um pouco sobre esse tópico mais adiante.
d. Havia algum ingrediente 'escondido' naquele alimento com aparência saudável – por exemplo, nitritos numa carne aparentemente 'inocente', ou glutamato monossódico num sashimi.

Alimentos sugeridos

Aviso: alguns ingredientes são exóticos em certas culturas, mas apreciados em outras:

- Carnes – preferivelmente de animais criados soltos e não em confinamento (quaisquer cortes de carne);
- Aves – preferivelmente criadas soltas, naturalmente, e não à base de ração e confinamento (quaisquer cortes de aves);
- Ovos – preferivelmente de aves criadas soltas, sem ração;
- Manteiga – a de verdade – à vontade (ideal para cozinhar/levar ao fogo, no lugar de óleos vegetais);
- Óleo/gordura de coco (ideal para cozinhar/levar ao fogo) – utilizado na culinária tradicional do Brasil e de outros paraísos tropicais;
- Azeite de dendê (comum na culinária tradicional do nordeste brasileiro) – ideal para cozinhar/levar ao fogo;
- Óleo de pequi (comum na culinária tradicional do centro-oeste brasileiro);
- Azeite de oliva extravirgem (ideal para temperar alimentos frios ou saídos do fogo);
- Peixes – preferivelmente pescados e não confinados (cuidado especial com salmão e truta, que costumam ser confinados e receber antibióticos e rações monótonas, comprometendo seriamente sua saudabilidade);
- Camarões – preferivelmente *sem nitritos* (leia rótulos e pergunte sempre. Até os camarões pescados artesanalmente podem conter nitritos, pois esse pó é levado a bordo do barco pesqueiro e utilizado, juntamente com o gelo, na câmara frigorífica do barco, para conservá-los durante o tempo da pescaria);
- Moluscos – preferivelmente *sem* nitritos;
- Frutos do mar – preferivelmente *sem* nitritos;
- Ovas de peixe – preferivelmente *sem* aditivos artificiais;
- Derivados fermentados do leite: iogurte e kefir são os mais conhecidos. Pode comprá-los prontos, desde que integrais (não desnatados), sem aditivos como açúcar, adoçantes, frutas (você

pode adicionar pedaços de frutas frescas quando for consumir) e quaisquer outros ingredientes (leia atentamente os rótulos); ou então prepará-los em casa, sempre a partir de leites minimamente processados (na falta do leite cru, pode utilizar leite integral pasteurizado comum, porém não utilize, em hipótese alguma, leites homogeneizados, desnatados, semidesnatados, UHT, 'longa vida' e em pó);

- Leite cru, caso tenha acesso (direto da vaca – uma vaca saudável, é lógico, que não tenha sido criada confinada à base de remédios e ração de grãos, mas solta à base de pasto, capim e feno, e ordenhada com todas as técnicas de higiene), não pasteurizado. Pode ser guardado em geladeira e esquentado, mas não fervido. Este é um dos alimentos mais saudáveis da natureza, porém, infelizmente, por motivos políticos e econômicos, não é comercializado no Brasil, apesar de ser nos Estados Unidos e em outros países. Se você tem acesso a esse leite, tome-o e faça derivados fermentados a partir dele.
- Queijos, frescos (brancos) ou curados (amarelos), desde que sem aditivos (leia rótulos e pergunte sempre);
- Vísceras e demais órgãos de animais criados soltos à base de alimentos que eles encontram na natureza (condição imprescindível) e não em confinamento à base de ração. Alguns exemplos (não uma lista completa) dessa categoria são:
- Fígado de boi;
- Fígado de aves (ex.: patê de fígado de ganso da culinária tradicional francesa);
- Tripas (ex.: dobradinha ou bucho na culinária tradicional portuguesa e brasileira; na culinária européia as tripas são utilizadas para fazer salsichas e lingüiças, juntamente com a carne de outros órgãos e sangue);
- Rins (verdadeiras iguarias da culinária tradicional francesa);
- Rabada;
- Pés (os de porco, juntamente com as orelhas, fazem parte da tradicional feijoada brasileira; também são apreciados na culinária tradicional chinesa, juntamente com os pés de aves);

- Cérebro ('miolo') – utilizado, por exemplo, na culinária tradicional asiática;
- Testículos (fazem parte da culinária tradicional de várias partes da Europa, Ásia, Oriente Médio e Nordeste do Brasil);
- Coração.
- Banha de porcos criados soltos, expostos ao sol, à base de alimentos naturais, e não em confinamento à base de ração e remédios;
- Gordura de animais criados soltos à base de alimentos naturais, e não em confinamento à base de ração e remédios;
- Verduras orgânicas;
- Legumes orgânicos (leia detalhes e restrições mais adiante);
- Cereais orgânicos (leia detalhes e restrições mais adiante);
- Frutas frescas orgânicas (leia detalhes e restrições mais adiante);
- Grãos e sementes (leia detalhes e restrições mais adiante);
- Castanhas (leia detalhes e restrições mais adiante);
- Ervas frescas e secas;
- Raízes (ex.: gengibre, açafrão, açafrão-da-terra, nabo);
- Bulbos, como cebola e alho;
- Cogumelos;
- Sal não-refinado ('bruto');
- Pimenta;
- Alimentos em conserva caseiros, preparados pelo método tradicional da lactofermentação;
- Adoçantes naturais do tipo melado de cana, rapadura e mel (após os três primeiros meses);
- Frutas secas sem adição de sulfitos, em moderação, apenas como um tempero aos seus pratos (após os três primeiros meses);
- Derivados fermentados da soja, como *shoyu*, *missô* e *natto*, apenas como tempero. Ao comprar, certifique-se de ler no rótulo que o processo de fermentação foi natural (leia detalhes abaixo).

Esclarecimentos

Nos três primeiros meses da sua mudança de estilo de vida, você tem de ser bastante rígido para educar seu paladar, perder o hábito e a necessidade do excesso de açúcar e farinha nos alimentos, do excesso de sabores e substâncias químicas artificiais, do excesso de cafeína, e basicamente desintoxicar seu organismo desses produtos. Após esse período de abstinência, você vai se surpreender ao descobrir que o uso habitual desses ingredientes é totalmente dispensável. Vai se surpreender ao descobrir que nem só de pãozinho vive o café da manhã. E vai se alegrar, acima de tudo, ao descobrir que não precisará mais desmarcar compromissos por causa de uma enxaqueca repentina.

Em alguns casos, toda essa mudança na alimentação pode causar uma 'crise de abstinência'. Quando viciados em álcool ou drogas param de se intoxicar, eles têm crises de abstinência. Por sinal, é o que desanima muita gente a continuar 'limpo'. O mesmo pode acontecer com essa dieta.

Quando você a inicia, deixa de consumir substâncias (alimentos?) altamente viciantes, e com certeza seu organismo sentirá falta deles – uma das reações de abstinência pode ser na forma de crises de enxaqueca. Esquisito, não é mesmo? Mas lembre-se da explicação sobre serotonina dada anteriormente: seus receptores de serotonina estão cada vez mais "surdos" e precisam de quantidades cada vez maiores de serotonina para percebê-la, e agora você, sem aviso, de uma hora para outra, através da dieta, corta radicalmente a fonte do excesso de serotonina. Se você tinha sintomas de falta de serotonina, a tendência é que esses sintomas – temporariamente, por cerca de duas a seis semanas – se intensifiquem, até que os receptores de serotonina comecem a se normalizar. Como no exemplo do som alto que mencionei na página, o que quero dizer aqui é que você vai, de repente, deixar o som bem baixinho. Seus ouvidos não voltarão a escutar bem a música de uma hora para outra. Eles vão precisar de um tempo para se adaptar ao som em volume mais baixo.

Na maioria dos casos, os três meses de dieta são suficientes. Mas algumas pessoas podem precisar de mais tempo. Isso depende do organismo de cada um.

Ao fazer essa dieta, você tende a 'educar' tanto os seus receptores de serotonina, quanto os de seu olfato e paladar. Sim! Existem receptores para o sabor doce, por exemplo. O consumo exacerbado de doces, que a maioria das pessoas faz atualmente, contribui para que se precise cada vez mais deles para sentir o gosto 'doce'.

Em nossas reuniões, nas quais se misturam pessoas que estão no início da dieta com outras que já passaram além dos três meses, isso é uma coisa muito fácil de notar. Os iniciantes sempre acham 'pouco doce' um prato que para quem já educou o paladar é absolutamente delicioso.

Por essas e outras que é tão importante paciência e força de vontade nesse início de mudança de vida.

Ao seguir a Dieta de três meses, ficará muito mais fácil para você adotar hábitos mais saudáveis a longo prazo.

A Dieta é necessária?

A dieta de três meses que proponho é saudável, mas não é nada fácil. Não é fácil mudar de hábito de uma vez! Algumas pessoas se perguntam se essa transição abrupta é realmente necessária para uma mudança.

A resposta é que, teoricamente, você tem duas opções aqui: pode mudar de uma vez segundo a dieta, passar por um período crítico de 'abstinência' durante esse período, e obter resultados mais rápidos; ou pode mudar lentamente, sem utilizar a dieta de três meses, portanto, sem prazos preestabelecidos, apenas substituindo, pouco a pouco, alimentos e modos de preparo da sua rotina.

É como entrar numa piscina gelada. Você pode escolher pular de uma vez, ou entrar aos poucos, molhando primeiro os pés, depois a barriga, acostumando-se aos poucos com a temperatura. Se pular direto, você pode se acostumar de uma vez e passar o resto do tempo aproveitando a piscina. As pessoas que estão de fora podem achá-la muito gelada, mas, para você, está uma delícia. Entrando devagar, você vai se acostumando aos poucos, mas pode acabar achando isso uma tortura e desistir no meio do caminho.

Os dois jeitos levam ao mesmo objetivo: entrar na piscina. Ou, no nosso caso, modificar sua alimentação. Cabe a você identificar *seu* estilo de mudança. Você é do tipo 'tudo ou nada'? Ou você é do tipo que precisa ir se acostumando com uma nova situação, ir adotando novas coisas aos poucos? Identifique *seu estilo* e escolha como você vai mudar os *seus* hábitos.

Não se agrida! Não faça a dieta de três meses se, só em pensar nisso já acaba com seu bom humor. Faça-a apenas se você estiver motivado para mudar. Mas lembre-se de que quanto mais tempo levar para mudar seus hábitos, mais tempo levará para ver resultados concretos 'de dentro para fora', e maior a chance de se desmotivar e abandonar sua empreitada.

Quando você muda de uma vez, pode até passar por um período difícil de adaptação, de cerca de duas a seis semanas, mas poderá ver resultados mais rapidamente, e com isso se motivar. É por esse motivo que eu acabei criando essa dieta de três meses. Minha experiência, tanto com meus pacientes quanto com os milhares de leitores de uma dúzia de edições prévias deste livro, mostra um índice de sucesso bem maior entre os seguidores da dieta.

Os três meses da dieta são o período ideal para uma parceria entre você e um bom médico da sua confiança. Ele será utilíssimo para lhe dar a assistência necessária a fim de efetivar suas mudanças. Basta explicar a ele que você vai (ou acaba de) iniciar uma dieta para ajudá-lo a melhorar da enxaqueca, e mostrar a lista dos ingredientes a serem suspensos durante essa dieta. Convenhamos: qual é o médico que vai achar ruim que você suspenda alimentos refinados, industrializados, modificados e repletos de aditivos químicos?

Um médico é importante para orientá-lo, levando em conta suas particularidades clínicas e uma série de fatores, como doenças preexistentes que possam merecer atenção especial durante o período em que você fará a dieta. Uma das melhores coisas que o médico pode fazer durante esse período de três meses é exatamente minimizar os eventuais sintomas de 'abstinência', inclusive as eventuais dores de cabeça. Sim, um tratamento preventivo nesse momento, com medicamentos naturais, acupuntura, ou até mesmo temporariamente com drogas convencionais, ajustados perfeitamente para o seu caso, poderá fazer maravilhas, minimizando, assim, seus eventuais sintomas durante o período inicial!

Esse tipo de tratamento – consciente! – difere, e muito, do padrão simplista de tratamento à base, unicamente, de remédios e outras intervenções externas. Aqui, você está tratando dos sintomas enquanto toma uma série de medidas pessoais, e, portanto, não está num papel passivo, contentando-se apenas em 'receber' remédios e tratamentos. Você está se tratando sozinho. O papel do seu médico é confirmar seu(s) diagnóstico(s), supervisionar seus sintomas e tornar mais fácil sua vida durante esse processo.

Por que evitar os doces, pães, massas, farináceos, amido e álcool por três meses?

Quando ingerimos alimentos demasiadamente concentrados em açúcar e de rápida digestão, todo esse açúcar é absorvido e transferido, quase de uma só vez, para nosso sangue. Em resposta a esse aumento repentino e demasiado da concentração de açúcar no sangue, nosso organismo produz quantidades elevadas de um hormônio, a *insulina*, graças à qual o excesso de açúcar é levado do sangue para dentro das células de nosso corpo, onde é armazenado sob diversas formas, inclusive a de gordura.

Mas esse *pico* de insulina, além da função acima, também propicia um aumento da *serotonina* no nosso organismo. Isso ocorre porque a insulina favorece a transformação de um aminoácido de ocorrência comum na nossa alimentação, o *triptofano*, em serotonina. É por esse motivo que você já deve ter lido, em alguma revista das bancas ou site da internet, que 'comer doce ou chocolate aumenta, temporariamente, os níveis de serotonina'.

É também por isso que expliquei, na primeira parte, ser muito difícil, pelo menos para mim, engolir a teoria de 'falta' de serotonina, quando o que vemos na população de hoje é uma série de hábitos e comportamentos que levam a um *aumento* da serotonina, em paralelo a um *aumento* crescente no número de pessoas que sofrem de enxaqueca, conforme mostram as estatísticas. Hábitos e comportamentos estes que não estavam presentes, nessa intensidade, em nossos ancestrais, ao longo de toda a nossa evolução.

E um desses hábitos é justamente o consumo diário de pão branco, bolachas, bolos, açúcar refinado (inclusive o xarope de alto teor de frutose tão utilizado pela indústria de alimentos) e farináceos em geral.

Tanto é assim, que a reação de muitas pessoas, ao lerem minha proposta de 'dieta' para os três primeiros meses, é freqüentemente: "Minha nossa, ele está cortando *tudo* o que eu como!", ou então: "Ei, assim eu não vou poder comer *nada*!". Grande parte dessa reação pode ser explicada pelo consumo diário, nas refeições e também nos lanches, de produtos contendo exatamente esses carboidratos refinados.

Esses mesmos carboidratos refinados (sucos de frutas inclusive) causam picos excessivos de insulina, que por sua vez acabam gerando aumentos anormais, diários, na serotonina. Ao longo de um período de anos, e somado a outros hábitos e comportamentos contemporâneos que também provocam aumento na serotonina, muitos de nós vivemos num verdadeiro *mar* de serotonina.

Segundo a minha teoria, que você também já leu, tanta exposição à serotonina provocaria um 'ensurdecimento' (*resistência* seria o termo técnico) de alguns dos *receptores* de serotonina. Tal resistência se traduz, na prática, em sintomas de *falta de serotonina*, como, por exemplo, as dores de cabeça.

Afastar-se totalmente dos carboidratos refinados e bebidas alcoólicas (o álcool transforma-se muito rapidamente em açúcar no nosso organismo) por um período de três meses significa, portanto, interromper a geração desses picos excessivos de insulina e, conseqüentemente, evitar que quantidades excessivas de serotonina sejam produzidas. Essa ação, somada a algumas outras mudanças no estilo de vida sobre as quais falaremos mais adiante, visa *diminuir* os níveis de serotonina, para que, após algum tempo, a sensibilidade dos *receptores* de serotonina se reajuste e se normalize.

É como tratar uma pessoa que já estava ensurdecendo por causa da exposição a um excesso constante de barulho, *retirando* o barulho excessivo e substituindo-o por níveis sonoros normais.

O que poderá ocorrer no início? Essa pessoa, que já ouvia *pouco*, poderá ouvir menos ainda... Mas apenas temporariamente, até que seus ouvidos (equivalentes a '*receptores*' de som) se normalizem.

Da mesma forma, durante um certo período crítico (normalmente entre duas e seis semanas), aquelas pessoas que já tinham *sintomas de falta de serotonina* (não causados pela falta da substância, mas pelo excesso dela e resistência dos receptores) poderão apresentar uma *piora* após o início da suspensão dos carboidratos refinados. Mas tenha *calma e paciência*, pois essa piora, caso aconteça, é apenas temporária, até que a sensibilidade dos receptores de serotonina se restabeleça.

A essa altura, você pode estar pensando: "*Mas será que meus receptores de serotonina vão mesmo voltar ao normal? Afinal, faz tanto tempo que eu já sofro com meus sintomas... Não terão meus receptores de serotonina perdido a sensibilidade em definitivo?*".

Essa pergunta realmente tem fundamento. Mas a resposta não é tão ruim quanto você poderia imaginar.

Vamos voltar à analogia do som alto: pode até ser que uma situação de barulho intenso e constante tenha provocado lesões irreversíveis em um grupo de células responsáveis pela audição. Essas aí não têm jeito, estão perdidas. Mas sempre haverá outro grupo – possivelmente maior – de células que ainda se encontram num estado passível de regeneração, *desde que cessado*, por tempo suficiente, o fator que as mantinha em estado de sofrimento. Essas células, uma vez normalizadas em sua função de captar o som, sempre resultarão numa *diminuição* do nível inicial de surdez – e, portanto, uma *melhora* da audição – em comparação ao período inicial após o desligamento do volume excessivo.

Voltando à serotonina e seus receptores: será que *tanta* serotonina, resultante de toda uma vida de excesso de ingestão de carboidratos refinados, entre outros hábitos, já não teria 'fritado' seus respectivos receptores?

Ninguém sabe, sequer, ao certo, se um estado prolongado de resistência de receptores de serotonina pode repercutir em algum processo irreversível de lesão celular, mas vamos ser pessimistas e supor que *sim*. Nesse caso, teremos um grupo de células em estado irrecuperável, portanto, já perdidas, e *outro* grupo de células, que apesar de se encontrarem em estado de sofrimento, *ainda podem* se regenerar, caso se interrompa o bombardeamento excessivo de serotonina. Uma vez restabelecida a função *dessas* células, os sintomas (no caso, as dores de cabeça) deverão ser *menores* que no período inicial (de duas a seis semanas, na minha experiência), durante o qual *mais* células se encontravam comprometidas. Isto é uma questão de lógica, não de medicina.

Portanto, de acordo com essa explicação e também meus anos de experiência nessa área, a questão não é *se*, mas sim *quanto* você vai melhorar.

Quer mais uma razão para cortar por três meses o consumo de carboidratos refinados?

Os carboidratos refinados provocam a liberação, no cérebro, de um neurotransmissor chamado GABA (do inglês, ***g**amma **a**mino**b**utyric **a**cid*, ácido gama-aminobutírico). Essa substância possui a capacidade de diminuir o nível de atividade de todas as células cerebrais, produzindo uma sensação geral de *calma*. Não é à toa que muitos de nós devoramos doces ou farináceos quando estamos nervosos ou estressados.

A liberação de GABA também está por trás do mecanismo de ação de drogas como os calmantes e ansiolíticos.

Se consumirmos, diariamente, a cada refeição e lanche, quantidades anormalmente altas de carboidratos (em comparação ao que consumiam nossos ancestrais ao longo da evolução – veja explicações na primeira parte do livro), criaremos um aumento constante da concentração de GABA. Após um tempo, os *receptores* de GABA podem ficar resistentes a ele, de modo que a cada dia será necessário um estímulo maior (ou seja, comer mais carboidratos) para sentir o efeito a mais do GABA sobre os seus receptores.

Nesses casos, se a ingestão excessiva de carboidratos for interrompida por algum motivo, o indivíduo sentirá os efeitos da *falta* de GABA, ou seja, agitação, ansiedade, irritabilidade, insônia, nervosismo. Esses sintomas vão ficando cada vez mais freqüentes à medida que os receptores de GABA se tornam mais resistentes devido às quantidades cada vez maiores de carboidratos ingeridos. Muitas pessoas chegam ao ponto de acordar à noite, num estado de ansiedade repentino e tão intenso, que as impede de voltar a dormir enquanto não comerem um doce ou outra forma de carboidrato refinado. Isso prejudica muito a qualidade do sono.

Todos esses sintomas – sono ruim, nervosismo, ansiedade etc. – são, em si, desencadeantes de crises de enxaqueca.

É importante considerarmos, também, o fato de que a enxaqueca é caracterizada por um *estado de hiperatividade das células cerebrais.*

E é exatamente isso – um estado de *hiperatividade* do cérebro – que ocorre sempre que o efeito do GABA não se faz sentir.

Como se não bastasse, a *hipoglicemia* provocada pela ação do excesso de insulina resulta nos *mesmos* sintomas de ansiedade, irritabilidade, agitação e agressividade.

Tudo isso significa um aumento nos níveis de estresse. O estresse, por sua vez, resulta num aumento ainda maior da produção de serotonina, assim colaborando para que se crie uma situação de resistência de receptores de serotonina cada vez maior.

Você está conseguindo perceber o cenário?

É por esse motivo que sugiro um período de três meses *sem* carboidratos refinados ou qualquer fonte de possíveis picos excessivos de insulina, incluindo pães, massas, refrigerantes, bebidas alcoólicas, bolachas, salgadinhos, batatas, açúcar de todos os tipos, mel, melado de cana e até sucos de frutas (mesmo naturais sem a adição de açúcar). Durante esse período, nosso organismo tem a chance de se desintoxicar e recuperar seu equilíbrio neuroquímico. Se você não fizer mais nada do que está escrito neste livro, pelo menos corte os carboidratos refinados!

Outra coisa que acontece durante esses três meses de abstinência é a normalização dos *receptores gustativos para o sabor doce.* Naquelas pessoas que comem muitos doces, esses receptores também acabam se tornando resistentes, de modo que vai sendo preciso adoçar cada vez mais para sentir o mesmo sabor. Após um período de três meses, com a normalização dos receptores gustativos, essas pessoas passarão a achar *doces demais* os pratos que antes lhes pareciam absolutamente perfeitos. Essa mudança do paladar, por sua vez, contribuirá para a criação e manutenção de um novo hábito, mais consciente, equilibrado e disciplinado de apreciar os doces, sem agredir o seu corpo.

Se você quiser saber mais a respeito dos problemas que o açúcar refinado é capaz de causar à sua saúde, recomendo a leitura do clássico *Sugar Blues*, de William Duffy.

O papel vital da carne e das gorduras saudáveis

Existe hoje uma tendência, entre algumas pessoas que desejam adotar um modo de vida saudável, a apontar a carne como um ingrediente nocivo à saúde. Comer carne gordurosa, então, para esses indivíduos, é praticamente assinar o próprio atestado de óbito. Essa tendência, contrária à tradição alimentar de todas as populações saudáveis desde o início da humanidade, tomou impulso a partir da segunda metade do século 20 – justamente coincidindo com a disseminação maciça de alimentos industrializados e modificados.

Estudos arqueológicos demonstram que a raça humana sempre subsistiu de caça e pesca. Nossos ancestrais remontam há milhões de anos, e seus resquícios são intensamente estudados pela ciência. Estudos comprovam que tanto o *Homo sapiens sapiens* (nós) quanto seus ancestrais sempre subsistiram da caça de animais e criaturas aquáticas. Não só subsistiram, como deixaram descendentes, ao longo de dezenas, centenas de milhares de anos – sem médicos, remédios ou cirurgias! Nossos ancestrais eram nômades, ou seja, não passavam anos plantando e esperando pela colheita. Moviam-se de lugar em lugar, instalando-se por pouco tempo em pequenos grupos sociais, caçando e coletando, dividindo tarefas.

Foi somente há cerca de 10 mil anos que o homem deixou de ser nômade para se instalar em tribos e vilarejos, dedicando-se à agricultura e à criação de animais. Nesse período, o pastoreio também se desenvolveu. Ovelhas, carneiros e outros animais eram criados em rebanhos por pastores. Porcos e vacas eram criados em rebanhos. Aves também eram criadas para consumo. Comia-se de tudo. Tudo era aproveitado. As comunidades antigas simplesmente não podiam se dar ao luxo de ter muitos indivíduos doentes e improdutivos. A carne, o leite, as vísceras e o sangue dos animais eram considerados alimentos importantíssimos, até sagrados, dado à relação que possuíam com a força, saúde, energia e vitalidade das pessoas.

Quanto mais gordurosa a carne, mais ela era disputada. O mesmo se dava com o leite. Até hoje, o termo 'nata da sociedade' quer dizer 'a parte mais importante'. Na França, '*crème de la crème*', referindo-se mais uma vez à 'nata', ao 'creme' de leite, justamente aquela gordura sobrenadante. Todos os povos comiam vísceras repletas de gordura. Um exemplo são as salsichas, tradicionais na alimentação de povos como os germânicos, feitas dessas vísceras, gordura e sangue, e colocadas nas tripas de porcos, que posteriormente eram amarradas e cozidas. Os queijos têm sua origem no hábito de povos antigos, como os da região dos Alpes suíços, em transportar leite em sacos feitos de estômagos de vacas, que coalhava de um modo todo especial por entrar em contato com uma enzima naturalmente presente nesses estômagos.

Os índios e habitantes nativos originais das Américas são descritos, à época de Colombo e Vasco da Gama, como indivíduos saudáveis, robustos, e eram conhecidos por caçar, comer e reverenciar a carne e vísceras de suas caças. Os mais valentes ganhavam, como prêmio, algum órgão valioso e disputado, como o coração, para comer.

A *feijoada*, iguaria tradicional brasileira apreciada até hoje, é descrita em texto do escritor brasileiro Joaquim José de França Jr., datado de 1867, nos seguintes termos: "[...] lombo, cabeça de porco, tripas, mocotós, língua do Rio Grande, [...] carne-seca, toucinho, lingüiças [...]". Esta iguaria, por sua vez, deriva provavelmente de pratos como o *cassoulet* francês, contendo feijão branco, lingüiça de porco (lingüiça é um tipo de salsicha de porco temperada com cebola, alho e páprica) e carnes, inclusive de aves.

O *sarapatel* é outro prato tradicional do nordeste brasileiro, mas cuja designação é originária de Portugal e conhecida nas antigas colônias indo-portuguesas. Refere-se à iguarias preparadas com vísceras de animais como porco, cabrito ou bode.

Esses pratos são sempre descritos, nos textos antigos, como refeições completas e nutritivas, e não como refeições 'pesadas' que fazem as pessoas passar mal depois de comer. Naqueles tempos sem remédios, médicos e exames, ninguém podia se dar ao luxo de comer para passar mal, ficar doente.

Até mesmo nos dias de hoje, podemos nos referir às nossas próprias mães e avós, que nos mandavam comer carne para ficarmos fortes e saudáveis. Eu me lembro, como se fosse ontem, da minha avó me 'entupindo' de carne todos os dias.

O modismo atual de evitar o consumo de carne e/ou gordura de origem animal não possui precedentes na história da humanidade.

'Ah!" – você poderia dizer – "Mas antigamente as pessoas viviam muito menos do que hoje" – significando que antigamente as pessoas comiam pior.

O que acontecia antigamente não era que as pessoas viviam menos, mas que a *expectativa de vida* era menor.

Mas não é a mesma coisa? Se a expectativa de vida era menor, isso não quer dizer que as pessoas viviam menos?

Não é bem assim. O termo *expectativa de vida* é um parâmetro utilizado para medir a longevidade de um grupo ou população. Mas esse cálculo leva em consideração desde indivíduos que morrem logo após nascer, até idosos que morrem aos 100 anos ou mais. Portanto, quanto mais gente morre no primeiro ano de vida, mais baixo é o número médio, e, portanto, a 'expectativa de vida'. Se você medir a 'expectativa de vida' de um grupo de duas pessoas, sendo que uma viveu 1 ano e a outra 100 anos, a 'expectativa de vida' nesse grupo é de apenas 50 anos e meio. Se, numa população, muitas pessoas morrem logo após nascer e durante os primeiros anos de vida, o resultado dessa média, e, portanto, da 'expectativa de vida', abaixa drasticamente. A 'expectativa de vida' no Brasil de 1960 era de 52 anos. Você acha que as pessoas viviam só isso? Não! Pelo menos, não as que tinham acesso a carnes, ovos, peixes e infra-estrutura urbana básica. Mas muita, muita gente morria antes de completar um ano de vida por causa de más condições socioeconômicas, péssimo saneamento básico e altíssimo grau de desnutrição.

Estudos indicam que o surgimento dos grandes aglomerados populacionais, conhecidos por cidades, na Europa e Américas, séculos atrás, foi o grande responsável pela diminuição significativa da qualidade e expectativa de vida de seus habitantes. Ao abandonarem o campo, essas massas populacionais deixaram de ter acesso a uma diversidade grande de alimentos e passaram a depender de fornecedores que, por sua vez, passaram a cultivar em escala bem maior e variedade bem menor, a fim de maximizar o lucro e simplificar o trabalho. Essa grande diminuição da variedade alimentar já foi, por si só, um grande prejuízo para a saúde, responsável pelo aumento de uma série de doenças, mortalidade e diminuição da 'expectativa de vida'. Acrescente-se a isso a falta total de noção de higiene nessas cidades (a noção de 'micróbios' não existia, pois eles ainda não haviam sido descobertos), esgotos a céu aberto, água e alimentos contaminados... Foi nessa época que surgiram as grandes epidemias que dizimaram inúmeras vidas. Peste negra, tuberculose, lepra, tifo, cólera, pneumonia...

Enquanto isso, nos campos, longe das cidades, os pequenos povoados e vilarejos isolados continuavam a viver muito bem e com saúde, graças à manutenção das tradições alimentares. O conhecimento do poder sagrado dos alimentos, bem como as técnicas adequadas para seu preparo, a fim de preservar a saúde e prevenir/reverter doenças, continuavam ser passados de mãe para filha. Mas, provavelmente muitas dessas mulheres – jovens e velhas – que detinham esse conhecimento, e que nos seus grandes caldeirões, deixados sempre a certa distância acima de uma pequena fogueira cuidadosamente mantida, cozinhavam, lenta e constantemente, caldos à base de carnes gordurosas, ossos com tutano, pés e cabeças de galinhas e outras aves e animais – principalmente aquelas mais sábias e talentosas na arte de nutrir e curar 'milagrosamente' as pessoas através de seus preparados alimentares – foram cruelmente assassinadas e dizimadas por razões políticas. Elas passaram a ser chamadas 'bruxas', humilhadas, torturadas de corpo e alma com aparelhos e técnicas medievais, e, por fim, queimadas vivas.

Apesar de tudo, esse conhecimento continuou a ser passado de geração a geração, porém sem alarde. Alguns conceitos, técnicas e sabedorias tornavam-se disseminados, mas ninguém sabe a origem. O caldo de galinha, por exemplo, até hoje é lembrado em muitos lugares pelo apelido de 'penicilina judaica', dado que os judeus eram conhecidos por oferecer esse caldo para seus familiares que caíssem doentes, e que, graças a ele, se recuperavam prontamente. No Brasil, há várias décadas, oferecia-se um preparado similar à base de caldo de galinha, denominado *canja*, para as pessoas doentes, ao qual se atribuía efeitos similares de revitalização.

Será que se você comprar um frango no supermercado mais próximo, tirar a pele, desfiar a carne do peito e coxa e colocar num caldo de legumes, vai obter algum resultado parecido?

Para responder a essa pergunta, considere que, antigamente, se utilizava o frango criado solto, que comia grama e insetos que encontrasse no seu caminho, andava para cá e para lá e dormia ao pôr-do-sol (daí o termo 'dormir com as galinhas'). Graças ao efeito da melatonina (que você já conhece da primeira parte deste livro), acordava ao nascer do sol, e um belo dia, após ter vivido essa vida idílica, foi sacrificado (minha avó sabia matar galinhas instantaneamente), depenado, limpo, colocado, com pele e tudo, numa panela junto com suas vísceras, pés, coxas, ossos, asas, pescoço e cabeça. Em seguida, foi deixado cozinhar por muitas horas num fogo bem lento.

Já o frango que você comprou no supermercado foi criado confinado, em uma pequena gaiola repleta de outros frangos, dentro de um grande galpão repleto de outras gaiolas, onde ele mal podia se mover. O ambiente era intensamente iluminado dia e noite, pois desse modo o animal não produz melatonina e, conseqüentemente, desequilibra os seus níveis de hormônio estrogênio, fazendo-o engordar muito rapidamente.

Ele recebe uma ração 'beneficiada', formulada pela indústria alimentícia (com o apoio e ajuda de cientistas de universidades) a fim de engordar ainda mais depressa. Ele recebe antibióticos diariamente, mesmo que não esteja doente. Tem parte de seu bico amputada para que mais ração penetre no seu organismo a cada bicada. Vive nesse inferno desumano desde o dia em que nasce (você faria isso a algum animal?). Após cerca de um mês dessa vida miserável, ele se encontra extremamente obeso, sedentário, fraco, infeliz, irritadiço, com artrite e dor nas suas articulações, que mal sustentam seu peso, osteoporose (alguns quebram as pernas sem mais nem menos – você já sentiu a dor de uma perna quebrada? Será que alguém percebeu que aquele frango fraturou a perna e está com dor?), quando então são sacrificados em massa, por um processo mecânico (será que sentem dor? Quem está vendo?) e jogados em água fervente (será que estão mortos mesmo? Será que algum ainda não morreu? Qual será o índice de 'falha' desse processo mecânico em massa?). Uma vez depenados e limpos, são embrulhados em plástico e vão parar no supermercado mais próximo de sua casa. Outros milhares de frangos (será que porque não passaram por algum controle de qualidade de aparência?) vão para um moedor onde a carne de todos eles é misturada para se transformar em 'deliciosos *nuggets*'.

Vamos repetir a pergunta, agora: Qual dos frangos, na sua opinião, faz bem à saúde? E qual não faz?

E o que dizer do impacto na ecologia? Será que os excrementos de tantos frangos, criados em condições artificiais, não causam grandes danos ao nosso meio ambiente? E os grãos que esses frangos comem na ração? Como são plantados? Normalmente, em grandes, imensas monoculturas, que depletam a terra de seus nutrientes naturais. Quantas toneladas de agrotóxicos são utilizadas? Quanto disso passa para o frango? E quanto passa para nós? E para o meio ambiente? E os antibióticos que o frango recebe? Nós ingerimos o frango que ingeriu os antibióticos. Estaremos nós ingerindo, também, esses antibióticos? Que efeitos isso pode causar na nossa ecologia interna? E na resistência bacteriana, cada vez maior, aos antibióticos? E a obesidade anormal desses frangos, causada pelos antibióticos (sim, antibióticos em dose baixa ajudam a engordá-los!), ração engordativa e luz eterna? Isso não altera 'naturalmente' os hormônios desses frangos? E se nós ingerirmos frangos com hormônios enlouquecidos, isso não colabora para alterar os *nossos* hormônios?

E como fica o lado humanitário? Quem dá a alguém o direito de se apossar de um ser vivo, tirá-lo de seu meio natural e utilizá-lo como se fosse uma unidade de produção de carne e gordura, tudo para conseguir abatê-lo o quanto antes, não importando as condições desumanas?

Aquele frango que vivia solto e feliz também acaba sendo sacrificado, concordo. Mas enquanto viveu, teve a vida típica de um frango na natureza, ciscando, interagindo positivamente com a ecologia à sua volta. Até que, um belo dia, encontrou seu destino. Na natureza é assim! Para comprovar isso, basta assistir a documentários do tipo 'mundo selvagem' na TV. Lá está a zebrinha, calma e tranqüila, quando de repente o leão chega e a devora! Queiramos ou não, nós fazemos parte da natureza! Nós somos predadores, vivemos de outros animais, os quais vivem de outros, até chegar às plantas, que vivem de luz solar e nutrientes da terra.

Animais que vivem exclusivamente de plantas são chamados *herbívoros*. Ao contrário do ser humano, eles possuem *cinco estômagos*, para conseguir digerir essas plantas adequadamente.

O boi e a vaca são herbívoros, eles conseguem digerir, incorporar e viver exclusivamente dos nutrientes das plantas. Já o ser humano, por sua vez, não tem essa capacidade. Em compensação, incorpora seus nutrientes comendo a carne do boi que, por sua vez, comeu a planta. A esse fenômeno delicadamente orquestrado pela natureza desde o início dos tempos dá-se o nome de *cadeia alimentar*.

Boi, na natureza, não come soja, nem milho. Come capim.

Antigamente, os bois eram criados soltos, espalhados. Pastavam aqui e ali. Subiam e desciam morros, corriam e descansavam. Em muitas regiões do Brasil, felizmente até hoje ainda é assim.

Mas, em muitos outros países e em várias regiões do Brasil, o boi tem sido criado em confinamento, mal conseguindo se mexer (para não gastar energia e não endurecer a carne), alimentando-se não de capim, mas de ração à base de *grãos* como milho e soja, um cardápio totalmente antinatural para um bovino, que lhe provoca acidez excessiva do tubo digestivo e, em conseqüência, muita dor e sofrimento. Por estar gordo, fraco e doente, é sujeito a uma série de doenças. Daí o uso sistemático de antibióticos, inseticidas e carrapaticidas, e implantes hormonais, nos países onde isso é permitido (será que não são utilizados clandestinamente por alguns pecuaristas em países onde *não* são permitidos?).

Nós não podemos ficar alheios à procedência da nossa comida!

Ovos podem ser todos parecidos. Mas o ovo de uma galinha que viveu solta, ciscando, é rico em um ácido graxo (gordura) essencial para nossa saúde, chamado *ômega-3*. Já o ovo da galinha criada à base de ração de milho e cereais, é rico em outro ácido graxo essencial, *ômega-6*. Continue lendo atentamente.

A gordura de animais herbívoros, criados soltos à base de capim, é rica em ômega-3. Já a gordura daqueles criados à base de ração de grãos é rica em ômega-6.

A banha do porco criado solto, à base de alimentação natural, é rica em ômega-3 e vitamina D. Já a banha do porco criado em confinamento à base de ração de cereais é rica em ômega-6 e pobre em vitamina D.

Os óleos refinados de milho, soja, girassol e quase todos os óleos e gorduras vegetais contêm altas quantidades de ômega-6 (oxidado, diga-se de passagem). Quase todos os alimentos industrializados, assim como de restaurantes, refeitórios e lanchonetes, são preparados com esses óleos e gorduras vegetais, que por sinal têm sido propagados há muitas décadas pela indústria alimentícia como sendo extremamente saudáveis (apesar de serem saudáveis só para os bolsos de seus fabricantes). Esses óleos também estão presentes na maioria dos lares, nas cozinhas.

Quanto ômega-6! Cadê o ômega-3?

Pesquisadores estão descobrindo os danos causados pela desproporção entre ômega-6 e ômega-3 na alimentação ocidental contemporânea.

O ser humano evoluiu, ao longo de milhões de anos, caçando e se alimentando basicamente da carne e gordura de animais, encontrando uma castanha ocasional aqui e ali, e frutas só em certas épocas do ano. Com o advento da agricultura, há cerca de dez mil anos, a ingestão de grãos, cereais e sementes aumentou, mas, mesmo assim, as carnes e gorduras de origem animal continuaram a ser a base da alimentação dos povos saudáveis.

No século 20, tivemos a introdução e disseminação dos óleos vegetais refinados (lotados de ômega-6) em substituição às gorduras de animais criados soltos (ricas em ômega-3). Além disso, os animais passaram a ser criados à base de rações de grãos e cereais, e a composição de sua gordura se alterou, com um aumento da proporção de ômega-6 e diminuição do ômega-3.

Assim, de uma proporção de uma parte de ômega-3 para uma parte de gorduras ômega-6, nossa alimentação passou a apresentar 15, 20 ou até mais partes de ômega 6 para apenas uma parte de ômega-3.

Pesquisadores têm relacionado essa desproporção entre ômega-6 e ômega-3 à promoção de uma série de doenças inflamatórias (a enxaqueca compreende uma inflamação na sua fase de dor), cardiovasculares, auto-imunes, além de doenças degenerativas, como o câncer.

É claro que não podemos ser simplistas a ponto de achar que tal desproporção seja a única causa dessas doenças crônicas. A enxaqueca é causada por múltiplos fatores, genéticos e ambientais. A desproporção entre ômega-6 e ômega-3 pode ser *um fator*. Um fator, no entanto, que pode ser importante, e que *podemos* controlar e reverter.

Você deseja mudar seu estilo de vida a fim de que ele se torne mais saudável? Este é o caminho! Sem modismos! Repito o que afirmei no início deste livro: 'lubrifique' ou 'abasteça' sua incrível máquina humana com produtos modificados ou adulterados, e verá como o comportamento dessa máquina vai se tornando cada vez mais incerto e imprevisível. Cada vez mais doente.

O ômega-3, presente na gordura dos animais criados soltos, é essencial para a saúde do cérebro. Indivíduos que ingerem uma alimentação rica em ômega-3 têm menos probabilidade de apresentar depressão, enxaqueca, hiperatividade e outras doenças neurológicas. O ômega 3, presente na gordura dos animais criados soltos, é benéfico ao coração e a todas as células do corpo!

Você pode estar se perguntando por que apenas os animais criados soltos à base de pasto fabricam mais ômega-3. É que o ômega-3 é formado a partir de componentes especiais das folhas verdes, denominados *cloroplastos*, que o animal herbívoro é capaz de digerir. Nós não conseguimos digerir e processar os cloroplastos, mas, em compensação, comemos o animal com seu estoque de ômega-3. Este, sim, somos capazes de incorporar normalmente na nossa digestão.

Se o animal é retirado do pasto e colocado em um estábulo e alimentado à base de ração com a finalidade de ser engordado, ele vai perdendo, a cada dia que passa, seu estoque de ômega-3. O mesmo acontece com as galinhas, se forem retiradas para uma granja.

Conclusão: quando algo tão sagrado como uma vida de um animal é tratado como se fosse uma unidade de produção industrial, a carne e a gordura desse animal deixam de nos fazer bem!

Pior ainda é o processamento industrial. As carnes em conserva, embutidas e defumadas, como salame, salsicha, lingüiça, peito de peru defumado e presunto, recebem um aditivo denominado *nitrito*, que atua realçando a coloração vermelha e também como conservante. Os nitritos, quando ingeridos por indivíduos sensíveis a essa substância, podem desencadear mal-estar, dores de cabeça e crises de enxaqueca. Além disso, os nitritos podem se transformar, no nosso organismo, em *nitrosaminas*, que podem provocar câncer.

Por tudo isso, da próxima vez que você ler algum artigo falando de um estudo demonstrando que os indivíduos que comem carne vermelha têm incidência maior de câncer, tenho certeza de que sua reação não será de surpresa.

Quer dizer, então, que não devemos comer alimentos de origem animal?

Claro que devemos! Precisamos, pelo bem da nossa saúde!

Mas precisamos também nos conscientizar de que nem todas as carnes, nem todas as gorduras são iguais.

Certamente, aqueles supermercados que se abastecem só de carnes de animais criados em escala industrial não são o local adequado para adquiri-las.

Felizmente, no Reino Unido e nos Estados Unidos, à luz de todas essas informações, estão florescendo os *farmers markets*. Pequenos produtores e criadores (*farmers*) que se juntam em feirinhas (*markets*), semanalmente, para vender seus produtos nas cidades próximas, grandes e pequenas. Esses produtores são famílias que utilizam métodos artesanais e ecologicamente corretos, mais alinhados com o que se entende, a partir das explicações acima, por agricultura e pecuária saudáveis e sustentáveis.

No Brasil também existem feiras de produtores artesanais. Mas cuidado: 'artesanal', em qualquer lugar do mundo, pode querer dizer, simplesmente, que o produtor não faz uso de um avião, mas sim de uma pequena colher, para espalhar veneno na sua produção. Já para outros produtores, a palavra 'artesanal' significa, de fato, praticar uma agricultura e pecuária biologicamente sustentáveis, sem o uso de agrotóxicos, rações antinaturais, confinamento, adubação química, hormônios e antibióticos.

Como saber? Envolvendo-se mais, conversando, perguntando ao produtor, visitando sua propriedade. Por sinal, isso pode ser um programa muito divertido para você e sua família; vocês vão viajar para o campo, ficarão mais próximos à natureza, e poderão mostrar para seus filhos de onde vêm os alimentos que ingerem.

Outra maneira de se envolver é unindo-se a outras pessoas que buscam a mesma qualidade de alimentos. Na internet, você pode encontrar sites, como o www.westonaprice.org, que contém informações sobre fontes de alimentos saudáveis no mundo inteiro. No Brasil, o site www.enxaqueca.com.br possui uma seção cada vez maior sobre onde encontrar alimentos saudáveis, graças à colaboração de todos aqueles que encontram e indicam tais lugares no fórum deste site, que está sob o formato de um *blog*.

Alguns pequenos produtores não chegam a certificar seus produtos como orgânicos (ou biológicos, como se diz na Europa), simplesmente porque não dispõem de dinheiro para obter esse tipo de certificação, mas criam seus animais e plantas de acordo com métodos ecologicamente corretos e biologicamente sustentáveis.

Por outro lado, nem todos os alimentos que possuem a certificação de *orgânicos* (ou *biológicos*) são, necessariamente, saudáveis. Entende-se por *orgânico* o alimento que não recebeu agrotóxicos, antibióticos, hormônios, adubação química, radiação ou modificação genética. Mas você pode comprar carne *orgânica* de um boi ou frango criado exclusivamente à base de ração de cereais orgânicos, ao invés de pasto. Ou então, comprar um óleo vegetal orgânico que tenha sido refinado e que esteja oxidado, portanto, totalmente nocivo à sua saúde.

Cuidado com os óleos e gorduras vegetais

Mas todo mundo não diz que é para ter cuidado com as gorduras *animais*? E que as gorduras vegetais estão liberadas, são saudáveis e fazem bem para o coração? Que história é essa?

Você já reparou que todos esses óleos e gorduras vegetais (incluindo as margarinas), supostamente "benéficas", passam por uma fábrica antes de chegar à sua casa? Você já reparou, por outro lado, que a manteiga e a banha não precisam passar por uma fábrica?

Que coincidência! Tudo aquilo que é divulgado como "benéfico" é obtido industrialmente, ao passo que o "maléfico" se obtém facilmente da natureza!

Por que será que, de repente, após milhões de anos, tudo aquilo que se encontra na natureza deixou de ser bom para a saúde, e tudo o que vem de uma fábrica passou a ser saudável?

Engraçado que, ao longo de nossa história, nós utilizamos manteiga, banha e gorduras de origem animal. E evoluímos perfeitamente. Quantos de nós nos lembramos de avós ou bisavós que cozinhavam não com óleo, mas com banha, e mesmo assim viveram vidas longas, saudáveis e felizes. Quantos obesos havia no início do século 20? Pouquíssimos.

Antes da invenção da geladeira, as pessoas conservavam carnes e outros alimentos em banha. Se a banha conserva tão bem os alimentos, será que também não ajuda a *nos* conservar?

Para compreender melhor essa situação, vamos analisar juntos, mais profundamente, a questão das gorduras.

A partir da segunda metade do século 20, a maioria dos povos industrializados ocidentais aderiu à recomendação de diminuir o consumo de gorduras animais. O irônico é que, apesar de seguir essas recomendações, o número de pessoas com doenças cardiovasculares não pára de aumentar. Note-se que, até os anos 1920, os ataques do coração eram uma raridade. É só pesquisar a literatura médica da época para comprovar. Hoje em dia, muitas pessoas na faixa dos 30, 40 anos, já sofrem ataques cardíacos!

O fato é que as gorduras de origem animal contêm nutrientes importantíssimos, como vitaminas D, A completa, E, K, EPA e DHA (formas de ômega-3 facilmente assimiláveis pelo ser humano), que simplesmente não estão presentes nos óleos de origem vegetal, mas possuem papel vital na saúde do nosso cérebro e organismo como um todo.

Você poderia perguntar: "Mas quando eu como uma cenoura, também não estou ingerindo vitamina A?". A resposta é não! Cenouras contêm betacaroteno, que é apenas *um componente* da vitamina A. O organismo pode *ou não* converter o betacaroteno em vitamina A, dependendo de uma série de fatores. Já as gorduras animais contêm vitamina A pronta e completa.

A vitamina D ocorre naturalmente em gorduras animais, mas não nos vegetais. Ela contribui enormemente para nosso equilíbrio hormonal, níveis adequados de insulina, imunidade e vários neurotransmissores. Baixos níveis de vitamina D podem favorecer o aparecimento de doenças, como enxaqueca, depressão, fadiga crônica e fibromialgia, além de osteoporose, infertilidade, doenças auto-imunes e câncer. Alguma vez você já mediu seus níveis sangüíneos em relação a esta importantíssima vitamina? No meu consultório, tenho pedido para todos os meus pacientes que realizem a dosagem de vitamina D (mais especificamente, 25-hidróxi-vitamina D) no sangue. Muitos deles vêm com resultados bem baixos, o que pode justificar muitos dos seus sintomas. E a deficiência de vitamina D pode ser tratada naturalmente, com gorduras animais ricas em vitamina D, como o óleo de fígado de bacalhau, a banha do porco criado solto (a pele do porco converte o sol que ele toma em vitamina D, que fica depositada na camada de gordura logo abaixo) e camarão (camarão pescado, e não cultivado em 'fazendas de camarão').

O ômega-3 de origem vegetal (isto é, nos raros vegetais em que está significativamente presente) encontra-se numa forma química chamada *ácido alfa-linolênico* (conhecida pela abreviatura ALA). Acontece que nosso corpo não é capaz de utilizar diretamente esta forma de ômega-3. Para nos ser útil, o ácido alfa-linolênico precisa ser *convertido*, pelo nosso corpo, em formas de ômega-3, como o *ácido eicosapentaenóoico* (EPA), e *ácido docosahexaenóico* (DHA). Essa transformação, de ALA em DHA ou EPA, depende de uma série de fatores, que podem ou não estar presentes – portanto, pode ou não ocorrer. Já a gordura animal, por sua vez, contém as formas EPA e DHA de ômega-3 (isto é, desde que o animal tenha sido criado solto na natureza e não tenha sido alimentado com ração de cereais, que contêm ômega-6 e portanto modificam a composição final da gordura desse animal), imediatamente utilizáveis pelo nosso organismo, não requerendo qualquer outra ação.

Alguns peixes possuem gordura rica em DHA e EPA, mas cuidado! Um editorial do jornal *USA Today*, publicado em 6 de outubro de 2002, aponta para uma série de fontes respeitáveis, como o *American Journal of Clinical Nutrition*, indicando que os peixes criados em cativeiro ("aquacultura") possuem níveis significativamente mais baixos de ômega-3 em comparação àqueles pescados. Portanto, dê preferência ao consumo de peixes *pescados*, e não *cultivados*.

Comumente, o salmão, o atum e a truta, além do camarão, são criados em cativeiro (portanto *cultivados*), à base de rações e antibióticos. Esse tipo de prática é poluente, favorece a resistência aos antibióticos e a disseminação de doenças. Eu prefiro, definitivamente, aqueles peixes e camarões *sem* antibióticos! Além disso, a poluição dos mares com mercúrio e compostos organoclorados como os PCBs (bifenis policlorados) torna desaconselhável o consumo muito freqüente de peixes de águas profundas, até mesmo dos que foram *pescados*.

Em contrapartida, os óleos vegetais que se encontram nas prateleiras dos supermercados e das nossas cozinhas, utilizados para preparar nossos alimentos e difundidos como 'saudáveis', não têm ômega-3. Eles também não têm vitamina D. Não têm vitamina A na sua forma completa, ativa e imediatamente disponível para nosso organismo. Mas eles *poderiam* conter níveis significativos de vitamina E, caso não tivessem sido rigorosamente filtrados durante a sua fabricação.

Por sinal, o maior problema dos óleos vegetais comuns é o seu processamento industrial, que altera a composição e estrutura química de seus nutrientes, tornando-os *nocivos* à nossa saúde.

Por que os óleos assim chamados 'extravirgens' são melhores que os comuns? Por terem sido prensados a frio. Explico melhor. Vamos imaginar que desejamos extrair o óleo presente em um punhado de azeitonas. Você pega as azeitonas na mão e aperta. Esse ato já basta para que algum óleo dessas azeitonas permaneça na sua mão. Experimente! Durante a fabricação de azeite de oliva extravirgem, as azeitonas são prensadas cuidadosamente, com o auxílio de prensas de pedra ou metal, e em seguida engarrafadas. Essa prensa cuidadosa, a frio (sem o uso de calor), mantém as características originais desse óleo.

Os óleos vegetais são delicados por natureza, por isso podem se alterar quimicamente pelo calor e pela alta pressão, oxidando-se, hidrogenando-se, formando radicais livres e tornando-se prejudiciais à nossa saúde. Entre outras conseqüências negativas, eles adquirem características *pró-inflamatórias*. Nada bom para quem sofre de doenças, como a enxaqueca, que envolvem um processo inflamatório na sua fase de dor.

Vamos supor que você tenha feito a experiência de apertar um punhado de azeitonas com a mão para comprovar como é fácil obter óleo a partir delas. Vamos, então, dar continuidade à nossa experiência. Pegue, agora, um punhado de milho, e tente fazer a mesma coisa. Aperte bem forte com a mão, use toda a sua força, para tentar extrair algum óleo, por menos que seja. Não sai nada, não é?

Para extrair óleo desses grãos (milho, soja, canola), são utilizadas altas temperaturas, altíssimas pressões, além de solventes petroquímicos. Depois disso, o óleo passa por todo um processamento com a finalidade de *retirar* os tais solventes, que são altamente nocivos para nossa saúde (quantos *resíduos* desses solventes será que permanecem no óleo, mesmo após tal processamento?).

Esse óleo também passa por processos de desodorização, clareamento, filtração, refinamento e hidrogenação.

Além de já vir oxidado de fábrica, esse óleo vai para as prateleiras dos supermercados e das nossas cozinhas, onde pode permanecer durante meses e *anos* à temperatura ambiente, oxidando-se *mais*.

Até que, um dia, esse óleo danificado vai para a panela, onde é aquecido a altas temperaturas, tornando-se *ainda mais* oxidado, graças a um processo conhecido por *peroxidação lipídica.*

Claro que os óleos vegetais possuem defesas naturais contra a peroxidação lipídica, como, por exemplo, os tocoferóis (formas de vitamina E) presentes nesses óleos.

Ei... Mas os tocoferóis e outros antioxidantes foram removidos durante o processo de filtração industrial!

Ao ingerir óleos altamente oxidados na nossa alimentação, estamos propiciando reações *inflamatórias* dentro do nosso organismo, oxidando nosso colesterol, facilitando o aparecimento de arteriosclerose, doenças coronarianas, vasculares cerebrais e câncer de vários tipos. A literatura médica não deixa dúvidas quanto a isso.

Repare atentamente: quando o assunto são óleos e gorduras, tudo aquilo que vem de uma *fábrica* é propagado intensamente pela mídia como sendo saudável. E tudo o que não requer o menor processamento industrial é propagado como *vilão da saúde.*

O que seria da indústria alimentícia se não fosse o óleo vegetal processado?

A "vida de prateleira" de um produto industrializado simplesmente não é a mesma, se for utilizada a manteiga no lugar de margarina.

Óleos vegetais são infinitamente mais baratos e fáceis de obter que gorduras animais. Quanto mais disponível e barata a matéria-prima, maior o lucro.

E estamos falando, aqui, de lucros astronômicos que movimentam a economia de países inteiros. E de interesses tão imensos quanto os lucros.

Praticamente toda pesquisa médica e científica na área de alimentação é patrocinada, direta ou indiretamente, pela indústria alimentícia. Tem alguma dúvida? Convido o leitor que verifique por si mesmo: pesquise quem patrocina os maiores congressos de nutrição. E os menores também! Quem anuncia nas mais importantes publicações científicas sobre nutrição.

Saindo do campo científico, pegue qualquer revista ou jornal de grande circulação, e verá anúncios de página inteira sobre alimentos industrializados, à base de óleos vegetais processados. Repare nos comerciais de qualquer programa de televisão (inclusive os telejornais de maior prestígio), a qualquer hora do dia e da noite. Esses comerciais custam uma fortuna por segundo.

Repare no que eles estão vendendo para você e sua família.

Pense no que seria dessas revistas, jornais e TVs, *sem* o benefício desses anunciantes. Coloque-se no lugar de quem depende deles, e verá por que é tão mais fácil aceitá-los. Se a publicidade não gerar impacto nas vendas ao consumidor, o patrocínio poderá ser retirado. Os interesses para que esses produtos *girem* se tornam ainda maiores.

Por milhões de anos, o ser humano e seus ancestrais viveram e evoluíram *sem* óleos vegetais industrializados, com uma alimentação baseada em gorduras animais. De repente, no século 20, esses mesmos alimentos, que foram utilizados e reverenciados por incontáveis gerações, passaram a ser banidos, em favor de outros à base de óleos vegetais processados industrialmente. Do meu ponto de vista, esse *modismo* é a razão pela qual nos deparamos, a cada dia, com mais e mais pesquisas apontando resultados contraditórios. Na minha opinião, se quisermos encontrar a verdade sobre alimentação saudável, precisamos nos voltar não para esses modismos influenciados pela indústria alimentícia, mas para a pesquisa e o estudo da alimentação tradicional que trouxe a raça humana, com sucesso, até aqui.

Para uma compreensão bem mais aprofundada, científica e embasada do papel das gorduras e óleos, saturados e insaturados, animais e vegetais, na nossa saúde, sugiro ao leitor interessado o livro *Know Your Fats* (conheça sua gordura), de Mary Enig, Ph.D. Mary Enig é nutricionista nos Estados Unidos e uma especialista de renome internacional na área de lipídeos (gorduras). Ela comandou uma série de estudos científicos sobre os efeitos das gorduras *trans*, e contradisse, com sucesso, na área científica, as alegações popularmente difundidas de que a ingestão de gordura animal provoca doenças do coração e câncer. Ela é *Fellow* (parceira) do *American College of Nutrition* e presidente da *Maryland Nutritionists Association*, autora de mais de 60 artigos técnicos, e mãe de três filhos saudáveis criados à base de alimentos integrais, incluindo manteiga, creme de leite, ovos e carne.

Ah, mas e o colesterol? As gorduras saturadas, de origem animal e também de alguns vegetais, como o coco, dendê e cacau, não estariam relacionadas ao aumento do colesterol? E os níveis altos de colesterol não estariam diretamente relacionados com o surgimento de doenças cardiovasculares?

Você poderá se surpreender com esta informação, mas, para muitos cientistas e pesquisadores sérios, o colesterol não é vilão, mas uma das substâncias mais importantes e vitais para nossa saúde.

Nós temos por volta de dez trilhões de células no nosso corpo, e *nenhuma* delas funciona sem colesterol, pois ele faz parte integrante das importantíssimas membranas de cada uma dessas células. O colesterol é particularmente importante para o bom funcionamento do cérebro, pois os neurônios precisam dele para cumprir sua função de transmitir corretamente as informações. O colesterol é o ***precursor*** primordial dos nossos hormônios *esteróides* (estradiol, estriol, estrona, progesterona, testosterona, cortisol, androstenediona etc.), e, portanto, essencial para o equilíbrio hormonal. O colesterol é o precursor primordial das prostaglandinas, lipooxigenase e ciclooxigenase, substâncias cujo equilíbrio e bom funcionamento são necessários para que tenhamos uma *resposta inflamatória* balanceada (qualquer desequilíbrio nessa área pode nos tornar mais propensos a dores e processos inflamatórios). Com todas essas funções importantes, *como pode* o colesterol ser visto apenas como um *vilão*?

O médico dinamarquês Uffe Ravnskov, Ph.D., grande estudioso da influência do colesterol na nossa saúde e pesquisador incansável das falhas na *teoria* de que o colesterol é, em si, prejudicial à saúde, escreveu um livro imperdível para quem deseja se aprofundar de forma séria e cientificamente embasada nesse assunto, intitulado *The Cholesterol Myths* (Os Mitos do Colesterol). O dr. Uffe Ravnskov possui dezenas de artigos publicados nas revistas médicas de maior prestígio, como o *Lancet*, *British Medical Journal*, *New England Journal of Medicine* e *Journal of the American Medical Association*, entre outros, nos quais debate, com elegância de raciocínio, as imensas contradições do pensamento predominante sobre o colesterol. Dr. Ravnskov já foi agraciado com prêmios de reconhecimento pelo seu trabalho por instituições em países como Estados Unidos e Irlanda. Se você está tomando ou já pensou em tomar remédios para baixar os seus níveis de colesterol, leia o livro dele. A propósito, esses remédios podem dar dor de cabeça. Em todos os sentidos.

Ação sugerida:

Recomendo ao meu estimado leitor que utilize manteiga ou banha, no lugar de óleos vegetais, na culinária do dia-a-dia. Procure certificar-se de que a fonte dessas gorduras tenha sido um animal criado solto, à base de alimentação natural. Cuidado com algumas *banhas hidrogenadas* que existem à venda. Leia os rótulos. Utilize óleos vegetais apenas se tiverem sido prensados a frio, como o azeite de oliva extravirgem. Mesmo assim, procure não levá-lo ao fogo, pois ele possui estabilidade menor (ou seja, tendência maior a se oxidar) que as gorduras de origem animal. Quando desejar o aroma e o paladar do azeite de oliva extravirgem, sugiro que o acrescente ao prato já pronto (até porque o calor do cozimento prejudica o aroma e o paladar do azeite).

Nos restaurantes, peça que preparem seus pratos com manteiga, e não com óleo. Os melhores e mais *gourmets* restaurantes e *chefs* do mundo já fazem isso.

Se quer ter saúde através da alimentação, sugiro que não confie, facilmente, a seleção e o preparo de sua alimentação do dia-a-dia a terceiros. Lembre-se de que a saúde é o seu maior bem. Você confiaria a manutenção do seu *maior bem* a qualquer um?

Exemplos de óleos vegetais estáveis (que não se oxidam facilmente, mesmo quando aquecidos a altas temperaturas) são a gordura de coco, de palma, e o azeite de dendê, que também podem ser utilizados na sua cozinha.

Tenha um pouco mais de cuidado e atenção no sentido de pesquisar melhor os seus fornecedores. As grandes cadeias de supermercados pesquisam seus fornecedores com base na padronização industrial e no preço. O interesse deles é lucrar, dentro dos limites que a lei permite. Porém, o seu interesse é cuidar da sua saúde, e se para isso você precisar abrir mão da "conveniência" das redes de supermercados para encontrar seus próprios fornecedores locais, quem sabe em 'feirinhas' de pequenos criadores (*farmers markets*), minha sugestão é que você faça isto mesmo.

Se você deseja adquirir saúde através da alimentação, aproxime-se mais das fontes de sua comida. Procure conhecer os produtores e criadores daquilo que você vai comer no dia-a-dia. Comece buscando na internet. Não desista nunca. Quando encontrar, visite-os! Verifique seus cuidados e métodos pessoalmente. Esta é uma jornada que pode levar algum tempo, é uma ação sobre a qual talvez você nunca tenha pensado ou dado importância, mas, pelo que você leu até aqui, pode ser uma solução para conseguir os alimentos que você realmente deseja e precisa.

Se você conhece uma loja ou restaurante que venda produtos com as características que temos descrito neste livro, prestigie-os!

Por que evitar o leite de vaca industrializado?

O leite de vaca *in natura*, ou seja, aquele que acabou de sair de uma vaca saudável, criada solta em um ambiente biologicamente sustentável e em equilíbrio, alimentada de capim ao invés de ração, sem o uso de hormônios, cuidada e manuseada por pessoas *saudáveis* e ordenhada de acordo com as melhores técnicas de higiene, é um dos alimentos mais saudáveis que existem.

O leite de vaca e de outros animais sempre fez parte da alimentação do ser humano. O livro *Real Foods*, de Nina Planck, descreve muito bem a relação do leite com as diferentes civilizações ao longo da história, e vale a pena ser lido.

Um dos mais fabulosos, se não o mais genial pesquisador da alimentação saudável, o dr. Weston A. Price, viajou o mundo inteiro, na década de 1930, para pesquisar, durante dez anos, o que comiam os diversos povos donos de saúde e constituição física excelentes, que viviam em regiões isoladas ao redor do planeta, regiões estas que ainda não possuíam estradas ou rotas de comércio com as regiões 'civilizadas', e, portanto, não tinham acesso aos alimentos industrializados. Em todas as regiões pesquisadas, onde se encontravam animais que pudessem ser ordenhados, dr. Price constatou que seus habitantes faziam grande uso do leite desses animais, assim como seus derivados.

A propósito, esta foi apenas uma entre muitas constatações sobre as diferenças entre a alimentação tradicional de povos isolados sadios, e a contemporânea dos povos industrializados, nos quais uma série de problemas podiam ser constatados, mas que estavam praticamente ausentes naquelas comunidades isoladas. Dr. Weston Price publicou um livro importantíssimo com todos os seus achados, intitulado *Nutrition and Physical Degeneration* (Nutrição e Degeneração Física), que continua sendo reimpresso e estudado, desde 1939, até os dias de hoje.

O problema é que há uma imensa diferença entre o leite de vaca *in natura* e aquele líquido de cor branca, pasteurizado (ou *ultra*pasteurizado), homogeneizado, desodorizado, por vezes desidratado e desnatado, que se encontra na prateleira do supermercado mais próximo.

Segundo o médico William Campbell Douglass, autor do livro *The Raw Truth About Milk* (A verdade crua sobre o leite), somente o ato da pasteurização já é suficiente para desvitalizar o leite, destruir uma série de vitaminas e enzimas, fazendo com que seu conteúdo de cálcio se transforme em *tecido de calcificação* (nas artérias, nas articulações, nos rins e na glândula pineal) ao invés de participar na formação e manutenção dos nossos ossos; além de destruir uma série de bactérias benéficas à nossa saúde (lactobacilos). dr. Douglass afirma que a pasteurização é uma desculpa para se conseguir vender leite *sujo*, que ela 'mascara' o leite de má qualidade, e retira dele o verdadeiro sabor.

E, de fato, não há como eu possa discordar de que, nos dias de hoje, com tanta informação, conhecimento e meios para criar vacas absolutamente saudáveis, bem alimentadas exclusivamente de pasto verde, soltas, com toda a tecnologia para que sejam realizados testes periódicos e freqüentes tanto nas vacas quanto no leite e nas pessoas envolvidas em seu manejo, seja preciso manter um processo como a pasteurização, que pode ter feito algum sentido no final do século 19, época em que ela foi descoberta, quando as pessoas não tinham a mínima noção de higiene.

É claro que, no sistema atual, em que o leite de uma vaca – criada presa, tratada como se fosse uma 'unidade de produção', à base de ração e de um hormônio chamado rBGH (*recombinant bovine growth hormone*, hormônio recombinante de crescimento bovino) – é misturado, dentro de caminhões-tanque, ao leite de centenas de outras vacas criadas nas mesmas tristes condições, manuseadas por trabalhadores mal pagos, que muitas vezes sobrevivem em condições precárias (quais as condições de saúde desses trabalhadores?), provenientes de dezenas de 'unidades de confinamento' (fazendas?) diferentes, e transportado para uma *usina* onde será processado, empacotado e em seguida distribuído para milhares de pontos-de-venda, num raio de centenas ou até milhares de quilômetros de distância, *não pasteurizar esse 'produto' seria um verdadeiro ato de loucura!*

Para que esse tipo de sistema sobreviva, a pasteurização é a única saída. E embora existam grandes interesses econômicos por trás da manutenção desse *status quo*, ele está longe de ser interessante à sua saúde.

A proteína do leite, conhecida como *caseína*, possui uma estrutura química específica, que lhe confere um *formato tridimensional* típico. Todas as moléculas de caseína têm essa mesma 'forma', ou 'aparência'.

Quando submetidas a altas temperaturas, assim como na pasteurização do leite, as moléculas de caseína passam por um processo chamado *desnaturação*. Nesse processo, o formato da caseína sofre uma alteração. Quando entramos em contato com essas moléculas alteradas, nosso sistema imunológico as reconhece – em maior ou menor grau – como se fossem corpos estranhos dentro de nosso organismo. Quando é em maior grau, o indivíduo não tem dificuldade em conectar uma simples dose de leite a uma série de reações digestivas, alérgicas e outras, que não tardam a aparecer. Quando essa resposta imune ocorre em menor grau, como no caso da maioria das pessoas, as reações não são visíveis nem óbvias, mas acontecem.

Um sistema imunológico voltado, ainda que em baixo grau, para uma reação inútil contra estruturas do leite de vaca, está passando por uma sobrecarga desnecessária e constante naqueles que fazem uso cotidiano deste leite – ainda que em pouca quantidade. O importante, aqui, não é a quantidade, mas sim o uso *diário*, cotidiano.

Lembre-se de que o sistema imunológico é que comanda a regeneração e a cura das doenças. Sobrecarregado, esse sistema não combina com nenhum tipo de melhora.

Em meu consultório, muitos adultos e crianças com gripes e resfriados, infecções de ouvido freqüentes, enxaquecas etc. param de tomar leite industrializado e em três meses nunca mais querem vê-lo pela frente, porque percebem a diferença no atual bem-estar. Tente fazer isso você também.

Em medicina, uma reação de anticorpos contra *qualquer coisa* que seja é caracterizada por uma *reação inflamatória*. Uma reação diária e constante de nossos anticorpos contra as moléculas desnaturadas de um pouco de leite que seja, coloca-nos em um *estado pró-inflamatório*. A enxaqueca, por outro lado, caracteriza-se por um tipo especial de inflamação, denominado *inflamação neurogênica*, na sua fase de dor.

Não importa o *tipo* da inflamação, ela só pode ser *piorada* na presença de um estado pró-inflamatório no nosso organismo.

A caseína alterada pelo aquecimento pode predispor o indivíduo a doenças auto-imunes, pois os anticorpos produzidos para combatê-la podem, acidentalmente, reconhecer estruturas do nosso próprio corpo (por exemplo, articulações, pâncreas e outros órgãos e tecidos) como se fossem as da caseína alterada. Nessa hora, você começa a ser atacado por seus próprios anticorpos!

A homogeneização (para não deixar que o leite forme nata), assim como a desidratação (utilizada para fazer leite em pó), tornam o leite ainda mais processado, predispondo suas delicadas gorduras à oxidação. A oxidação, por sua vez, gera a formação de radicais livres e, mais uma vez, coloca o indivíduo num estado pró-inflamatório, nada aconselhável para quem não quer ter *dor*.

Creio que com essas explicações em mente, temos razões de sobra para sugerir uma suspensão, uma *desintoxicação*, por três meses, da caseína alterada e das gorduras oxidadas do leite industrializado. Como eu disse, na minha experiência, a maioria das pessoas, após os três meses, não querem mais saber de consumir esse produto, ou, no máximo, passam a utilizá-lo apenas em ocasiões esporádicas, e não mais diariamente.

É claro que se você tiver a possibilidade de obter seu leite *in natura*, ou seja, absolutamente *cru*, direto da vaca para a sua geladeira (uma vaca saudável, de uma raça como a *Jersey* ou a *Guernsey*, que produzem leite perfeitamente bem quando alimentadas exclusivamente à base de pasto, que seja criada solta em um ambiente sustentável, sem o uso de hormônios, cuidada e manuseada por pessoas *saudáveis* de acordo com as melhores técnicas de higiene), então a restrição ao leite não se aplica a você. Nesse caso, preocupe-se apenas em não levar esse leite a uma temperatura superior a 46°C, a fim de que não se alterem seus ricos e delicados nutrientes, como, por exemplo, as enzimas, os ácidos graxos ômega-3, e as vitaminas termossensíveis do complexo B.

Na Europa, muitos países (França, Reino Unido, Noruega, Países Baixos, Suíça, Bélgica, Portugal, Noruega, entre outros) comercializam livremente o leite cru e seus derivados. Por sinal, o queijo feito a partir do leite cru é considerado *o melhor*!

É também possível comprar leite cru ou produtos à base dele em países como Austrália, Japão e em diversos estados dos Estados Unidos. Para uma lista de endereços de locais, em todo o mundo, que comercializam leite cru e queijos à base dele, visite o site www.realmilk.com. Esse site é, também, uma excelente fonte de informações sobre os benefícios do leite cru, além de promover uma campanha permanente em prol do leite cru nos Estados Unidos.

Em países como o Brasil, a comercialização do leite cru é proibida – como se o leite cru de boa qualidade, e não o "leite" processado industrialmente, fosse um veneno!

É claro que o leite cru exige cuidados especiais. Ele 'separa', coalha, azeda muito facilmente. O que não significa, de modo algum, que ele seja de qualidade inferior, esteja estragado ou não possa ser consumido, mas apenas que ele é um produto natural, capaz de modificar facilmente suas características mediante as mudanças ambientais mais tênues, como agitar demais a garrafa, ou simplesmente transportá-lo fora da geladeira por 15 minutos. Repito: leite cru coalhado, separado ou azedo *não é* sinônimo de leite estragado. Mas, definitivamente, não é um produto que se preste para ser distribuído e comercializado da mesma forma e na mesma escala que o leite industrializado. É um alimento que deve, de preferência, ser adquirido diretamente de um produtor local certificado, conhecido e de inteira confiança, indicado por outras pessoas que consomem seu leite cru. Obtê-lo pode envolver uma viagem bem mais longa que a distância até o supermercado mais próximo.

Nos estados americanos em que a comercialização do leite cru é proibida, as pessoas interessadas em consumi-lo adquirem *quotas* de uma vaca numa fazenda selecionada, e, portanto, têm direito a quotas do leite dessa vaca. Ninguém pode ser impedido de beber o leite cru de sua própria vaca! Esse sistema recebe o nome de *cow share*, e é perfeitamente legal.

Eu sei o quanto é conveniente ir ao supermercado e comprar aquele líquido (ou pó!) branco totalmente processado e modificado, ao qual se dá o nome de "leite", como se fosse sinônimo do leite *in natura*. Mas, neste caso, a desinformação é inimiga da saúde.

Consuma derivados fermentados do leite e alimentos lactofermentados.

Quer uma alternativa ao leite que possa ser adquirida no supermercado?

Por incrível que pareça, os *derivados fermentados* do leite *podem* ser utilizados! Por sinal, eu recomendo muito a você que os utilize! Integrais, sempre. Desnatados, jamais.

Mas como? O que os derivados fermentados têm de bom que o leite industrializado não tem?

Lembra-se da explicação sobre a alta temperatura da pasteurização modificando a estrutura da caseína a ponto de gerar em nós uma resposta imune/inflamatória, com produção de anticorpos? Acontece que o processo de fermentação do leite – ou seja, sua transformação em iogurte, queijo ou kefir, por exemplo – modifica novamente o formato da molécula de caseína, e esse novo formato deixa de gerar tal resposta inflamatória, mesmo tendo o leite sido previamente alterado pela pasteurização ou fervura. Seu organismo ainda terá de lidar com a questão das gorduras oxidadas, mas receberá uma série de grandes benefícios pela ingestão de bactérias benéficas.

Um ser humano adulto é constituído, em média, por 10 trilhões de células. Porém, no nosso intestino vivem nada menos do que 100 trilhões de bactérias. Portanto, de certo modo, nós somos *1 parte* ser humano e *10 partes* bactérias!

O significado da vasta ecologia que nós abrigamos, em termos de bactérias, ainda está sendo estudado. O certo é que qualquer desequilíbrio nessa ecologia pode se traduzir em alterações no nosso bem-estar. Não estou falando, aqui, apenas do bom funcionamento do intestino, mas, sim, de doenças que podem ir desde alterações de comportamento, passando por alterações de apetite, até o desequilíbrio de hormônios e de neurotransmissores, como é o caso da enxaqueca.

Quando pensamos em bactérias, a maioria de nós as associa a doenças. Porém, as bactérias estão, também, fortemente associadas à nossa *saúde*! As bactérias que moram no nosso intestino são responsáveis pela produção de enzimas e vitaminas importantíssimas, além disso fornecem auxílio vital na digestão de uma série de nutrientes, ajudam a desintoxicar nosso corpo de toxinas e possuem um papel fundamental na nossa imunidade. Por esse motivo, essas bactérias recebem o nome de *probióticos* (*pro* = a favor; *bios* = vida).

Na nossa alimentação, ingerimos probióticos sempre que comemos alimentos *lactofermentados* (parcialmente digeridos, ou seja, fermentados por bactérias que produzem uma substância denominada *ácido lático*).

Exemplos desses alimentos são: iogurte, kefir, queijos e *sauerkraut* (repolho que passou pelo processo de lactofermentação). Uma série de verduras e grãos podem ser lactofermentados em casa e depois consumidos – e assim têm sido, nas diferentes tradições. Uma série de bebidas, como o vinho, e de alimentos, como o pão, foram produzidos originalmente, há milhares de anos, a partir do processo natural de lactofermentação – muito diferente do processo industrial de hoje em dia, com o uso de fermentos químicos e aditivos.

Para obter receitas caseiras de uma gama de alimentos lactofermentados – inclusive pães integrais fermentados naturalmente a partir do próprio centeio moído em farinha e deixado de molho por vários dias (estes *podem* ser consumidos tranqüilamente), além, é claro, de iogurte, kefir, *sauerkraut* e muitos, muitos outros, e bebidas lactofermentadas também! –, sugiro, enfaticamente, o incrível livro de receitas intitulado *Nourishing Traditions*, de Sally Fallon e Mary Enig, cuja tradução estou preparando e em breve será lançada pela Editora Novo Século. Na verdade, este é um livro completo de receitas absolutamente saudáveis, de A a Z. Um livro que mudou a minha vida, e que certamente poderá mudar a sua.

Você pode estar estranhando que eu recomende o consumo de *queijos*, quando lemos por aí que os portadores de enxaqueca deveriam evitá-los. Neste caso, gostaria de lembrá-lo que a enxaqueca é uma doença cujas crises podem ser desencadeadas por *qualquer* alimento, emoção ou mera saída da rotina. Caso perceba que algum tipo de queijo desencadeia sua enxaqueca, simplesmente evite-o ou experimente comê-lo numa quantidade bem menor.

Cuidado com 'pastas de queijo' e outros 'queijos' repletos de corantes, conservantes e outros produtos químicos – leia sempre os rótulos. A mesma recomendação se aplica aos iogurtes. Hoje em dia, os supermercados estão repletos de iogurtes 'com frutas'. Leia os rótulos e encontrará ingredientes 'escondidos', como sabor artificial, xarope de frutose de milho, açúcar, adoçantes artificiais. Fuja deles. Fuja também dos desnatados. Compre iogurtes integrais e naturais, que não contenham outros aditivos. Em casa, você poderá bater uma porção de iogurte no liquidificador, com um pouco de alguma fruta fresca e/ ou seca de sua preferência, e de boa qualidade. Experimente preparar a seguinte bebida, diariamente, pela manhã:

Misture no liquidificador:
1 copo de iogurte natural e integral (ou coalhada, ou kefir);
1 fruta fresca de sua preferência (ex.: banana) e/ou seca (ex.: ameixa seca) de boa qualidade;
1 colher (sopa) de sementes de linhaça.

Você poderá estranhar um pouco na primeira vez que tomá-la, mas minha experiência com pacientes me mostrou que, em pouco tempo, o paladar para esta bebida se evidencia. Ela é saudável, nutritiva, sacia sua fome por um bom tempo e é uma alternativa prática ao pão ou torrada, café e 'leite', que devem permanecer fora de sua rotina. É uma receita fácil, de ingredientes facilmente disponíveis, e preparo rápido. Uma receita que você pode preparar a partir de amanhã de manhã! Se continuar com fome ou quiser um prato quente, pode preparar uma gostosa omelete! Não se esqueça dos queijos para acompanhar.

Essa bebida pode ser utilizada também como lanche, ao invés de torradas ou barras de cereais repletas de açúcar, óleos/gorduras oxidadas e outros aditivos. Basta prepará-la pela manhã, antes de sair de casa, e colocá-la em um pequeno pote de vidro com uma tampa de rosca que vede bem. Pode transportá-la no carro, na pasta, na bolsa, o dia inteiro, ou deixá-la dentro da gaveta de sua escrivaninha até a noite. Ela não vai se estragar, porque os muitos lactobacilos ali presentes impedem que outras bactérias, ruins, se proliferem. Poderá acontecer, isso sim, de a bebida *azedar*. Isso significa apenas que os lactobacilos 'comeram', durante esse período de várias horas, o açúcar das frutas que foram adicionadas e/ou a lactose ainda presente na bebida, e por isso produziram uma quantidade maior de ácido lático. Daí o 'azedo' a mais que pode ocorrer – mas fica delicioso mesmo assim! Estamos tão acostumados a alimentos industrializados, sem sabor, a não ser o doce ou o salgado, que precisamos perder o medo de outros sabores, como o azedo, o picante e o adstringente. A saúde se encontra na boa gastronomia! Aquela com ingredientes e modos de preparo tradicionais ou *originais*!

Evite o uso habitual de ingredientes estimulantes do sistema nervoso

Cafeína

Você certamente já sabe que a cafeína é uma droga natural, presente no café, que possui efeito estimulante sobre o sistema nervoso.

A cafeína pertence a uma classe de substâncias químicas denominadas *alcalóides*. Desde a pré-história, nossos ancestrais descobriram as plantas que continham alcalóides com propriedades estimulantes (cafeína, teobromina, teofilina, efedrina, entre outros), e começaram a fazer bebidas com eles.

Assim é o caso do café, guaraná (obtido das sementes da espécie *Paullinia cupana* ou *Paullinia sorbilis*), e do mate (obtido da *Ilex paraguarienses*).

O chá, consumido por metade da população mundial, contém cafeína, teofilina e teobromina, e é preparado a partir das folhas da *Thea sinensis*, planta nativa da China, mas cultivada também em outros países.

O cacau e o chocolate, obtidos das sementes de *Theobroma cacao*, contêm cafeína (além de teobromina, que possui ação similar).

Todas essas bebidas têm acompanhado o ser humano há milênios. O problema está no consumo excessivo que ocorre nos dias de hoje, associado a sensibilidades individuais.

O café, extraído da fruta da planta *Coffea arabica* e outras espécies a ela relacionadas, é a fonte mais importante de cafeína da nossa dieta.

Além disso, vários refrigerantes famosos e muito consumidos contêm quantidades consideráveis de cafeína, efedrina ou outros estimulantes. Isso se deve, em parte, por entrarem em sua composição extratos das castanhas da espécie *Cola acuminata*. Além disso, adiciona-se cafeína propriamente dita na produção desses refrigerantes.

Por que o café e as bebidas contendo esses alcalóides são tão populares? A base para essa popularidade encontra-se justamente no fato de a cafeína e congêneres possuírem propriedades estimulantes. Um indivíduo em boas condições de saúde, que não esteja estressado e que não possua uma hipersensibilidade a essas plantas, ao ingeri-las de forma ocasional, pode experimentar uma sensação agradável de elevação do humor e aumento da energia.

Hoje em dia, infelizmente, essas bebidas são superutilizadas numa tentativa de diminuição da fadiga, mascaramento do sono e esperança de aumento da capacidade de trabalho. Muitas pessoas podem nem se aperceber de que as estão utilizando com essa finalidade, apesar de sentirem cansaço, falta de energia, sonolência e desânimo anormais todas as vezes que ficam sem elas.

A maioria das pessoas diz que bebe café porque gosta. Mas será que elas gostam mesmo daquele cafezinho requentado de escritório, deixado por horas em uma garrafa térmica? Ou será que não teriam preferido saborear um *expresso* ocasional, tirado na hora, à mesa de um local *gourmet* com uma atmosfera agradável?

Você acha que todo esse 'ritual' para tomar o café é muito demorado? Sim, é demorado. Não é mais difícil e mais caro ir a um local *gourmet* para tomar um bom café? Será que isso não tem uma razão? Não será um sinal, uma dica, para você não facilitar, não abusar? Escolher o melhor momento para tomar o seu cafezinho? Fazer disso um ritual? Concentrar-se no seu café e tomá-lo com calma, degustá-lo e apreciá-lo, ao invés de tomá-lo de qualquer jeito, pensando em qualquer coisa? E tomá-lo sempre em boa companhia, não importando se essa companhia é humana, um bom livro, ou simplesmente a paisagem ou atmosfera à sua volta?

Na minha opinião, *gostar de café* significa, antes de mais nada, conhecê-lo e apreciá-lo com toda a sabedoria e respeito aos limites, tanto na quantidade, quanto na freqüência, pois o café pode passar, facilmente, de uma fonte de prazer a uma fonte de problemas.

Mas, além do *expresso*, não nos esqueçamos daquele cafezinho passado no coador de pano, com a água na temperatura certa, a concentração exata de pó de café, pelo tempo exato, que sua bisavó fazia de manhã cedo! Se você nunca provou um desses elixires porque acha mais prático o café liofilizado, no qual basta jogar água quente e pronto, não sabe o que está perdendo! Mas, lembre-se: sugiro que o consumo de café deva ser *ocasional* e moderadíssimo. Um dos maus hábitos entre os tomadores compulsivos de café no Brasil é coar *um litro* da bebida, acrescentar montes de açúcar ou adoçante artificial, e guardá-la numa garrafa térmica pelo restante do dia.

Além de mascarar o verdadeiro gosto do café, o açúcar/adoçante é prejudicial à saúde. Minha recomendação é que, após os três primeiros meses de desintoxicação total (sem uma gota de café), caso deseje voltar a tomá-lo, você passe a explorar essa bebida na sua forma pura, sem adoçar. Sempre em pequenas quantidades (uma xícara-padrão de um bom *expresso* ou outra forma tradicional de preparo de um bom café), e nunca diariamente.

Diz a lenda que o café foi descoberto por um sacerdote árabe. Os pastores disseram-lhe que as cabras que comiam as frutinhas do café ficavam saltando e brincando a noite inteira, ao invés de dormirem. O sacerdote, pensando nas longas noites de orações que precisava enfrentar, instruiu os pastores a apanharem as "frutinhas", de modo que ele pudesse fazer uma bebida com elas. E foi assim que nasceu o café.

Pessoas que ingerem cafeína geralmente ficam mais despertas, menos cansadas, e com um fluxo de pensamento mais rápido e claro.

A cafeína tem sido aplicada terapeuticamente em muitos casos. Ela estimula o sistema nervoso central; age nos rins, promovendo a diurese; estimula o músculo cardíaco, e provoca relaxamento da musculatura dos brônquios.

A cafeína possui a propriedade de dilatar os vasos sangüíneos do corpo, mas contrair os do cérebro. Acredita-se que seja essa vasoconstrição a responsável (pelo menos em parte) pelo alívio de certas dores de cabeça obtido pela ingestão de cafeína.

Quem bebe grandes quantidades de café (assim como guaraná, vários refrigerantes contendo *efedrina* e certos remédios contendo *cafeína*), ingere também grandes quantidades de cafeína e outros estimulantes. Isso pode acarretar uma série de sintomas quando a pessoa deixa de ingerir a substância por mais tempo que o usual.

O indivíduo que, com o uso abusivo do café, fica mais "esperto", acordado, com uma sensação de bem-estar; quando se abstém da cafeína com a qual já se habituou, começa a apresentar efeitos no coração (taquicardia e extrassístoles), pressão sangüínea, metabolismo, apetite e sono (insônia), bem como efeitos no sistema nervoso central (agitação, tremores), além de dores de cabeça. Os óleos essenciais do café podem causar irritação gastrointestinal. Esse quadro recebe o nome de cafeinismo.

Além disso, não há dúvida de que o indivíduo desenvolve uma dependência psíquica e tolerância (no sentido de que a mesma quantidade já não faz o mesmo efeito) quando ingere quantidades excessivas de café.

Nesses casos, a pessoa costuma ter dor de cabeça principalmente ao acordar mais tarde que o normal (pois a essa altura o teor de cafeína na sua circulação já baixou muito, produzindo sintomas, entre os quais a dor de cabeça).

Diante deste quadro, o indivíduo somente se sente melhor após ter tomado uma ou duas xícaras de café.

A dor de cabeça provocada pelo cafeinismo normalmente é latejante, e se parece com a dor da enxaqueca.

Não se trata propriamente de uma enxaqueca, mas ocorre com mais probabilidade em indivíduos predispostos a esse problema.

Aspartame e glutamato monossódico

O aspartame é o adoçante artificial mais utilizado pela indústria alimentícia. Ele entra na composição de muitos alimentos e bebidas que são anunciados como possuindo 'baixas calorias', ou 'zero calorias'. Encontra-se presente também na maioria dos doces rotulados como *'diet'* e *'light'*. Muitas pessoas consomem esses produtos na esperança de perder peso ou deixar de ganhá-lo, porém, qualquer um pode constatar que, apesar dos adoçantes, esses objetivos não são alcançados na prática. Pelo contrário. Temos assistido a uma incidência cada vez maior de obesidade em meio a um consumo cada vez maior de aspartame e outros adoçantes artificiais.

O glutamato monossódico é outro ingrediente extremamente comum nos alimentos industrializados, assim como nas comidas de restaurantes. Ele pode ser adquirido nos supermercados, sob a forma de um pó branco para ser acrescentado à comida que preparamos. Encontra-se, também, na composição dos 'cubinhos' de caldo de carne, frango, camarão, peixe etc., de uso tão comum nos lares e restaurantes. Esse ingrediente possui a função de 'realçar o gosto' dos alimentos.

O neurocirurgião norteamericano Russel Blaylock é o maior estudioso no mundo dos efeitos negativos do aspartame e do glutamato monossódico no cérebro. Em seu livro *Excitotoxins - The Taste That Kills* (Exitotoxinas — O Sabor que Mata), ele explica que estas substâncias apresentam um grande potencial de toxicidade para o sistema nervoso (*neuro*toxicidade) e para o cérebro, mais especificamente, uma *excito*toxcicidade, ou seja, a capacidade de, em uma série de situações, o glutamato monossódico e o aspartame estimularem excessivamente certos neurônios, a ponto de destruí-los.

Para nós, que desejamos evitar a enxaqueca – uma doença que, em si, já é um estado de *hiperatividade* dos neurônios –, a mera *possibilidade* de um estímulo excessivo dos neurônios, por ingredientes industrializados que nada acrescentam de nutritivo, como é o caso do glutamato monossódico e do aspartame, já é razão mais do que suficiente para evitá-los *sempre* – tanto durante, quanto após os três primeiros meses de desintoxicação.

Crie o hábito de ler os rótulos de tudo o que você compra, à busca desses ingredientes.

É impressionante o número de restaurantes, grandes e pequenos, ao redor do mundo, que utilizam glutamato monossódico como um recurso 'fácil e rápido', que não requer prática nem habilidade, para dar sabor aos alimentos, ao invés de se dedicar a um preparo esmerado, utilizando recursos gastronômicos tradicionais. A *arte*, na culinária, precisa ocupar o lugar que tem sido tomado pela *química*. Vemos comerciais na televisão, sugerindo que o 'segredo' para um prato ficar gostoso é um 'tempero' à base de glutamato monossódico. Vemos pratos prontos, congelados, repletos de glutamato monossódico à venda nos supermercados. Um ingrediente em particular – a proteína texturizada de soja, ou 'carne de soja' – é divulgado como uma alternativa saudável, quando na verdade é repleta de glutamato monossódico.

Por esse motivo, é preciso ser bem diligente para conseguir evitar esse ingrediente ao máximo.

Para se aprofundar mais sobre o glutamato monossódico, bem como uma lista com numerosos ingredientes industrializados do dia-a-dia nos quais essa substância se encontra escondida, visite o site www.truthinlabeling.org

Coma Frutas

Eu adoro frutas frescas orgânicas! Nos países tropicais, como o Brasil, não falta variedade e quantidade de frutas. A possibilidade de encontrar frutas orgânicas é muito maior, pois muitos produtores se concentram nos trópicos, graças às condições ideais para o cultivo de frutas. Os países de clima temperado também possuem suas frutas, como morangos, mirtilos, amoras, cerejas, *blueberries* entre outras.

Frutas em exagero podem representar uma sobrecarga de açúcar no nosso organismo. Especialmente os sucos de frutas, pois neste caso o açúcar se concentra. Você leva 20 minutos para comer um cacho de uvas, e 30 segundos para engolir um copo de suco feito com 2 cachos de uvas. O pico de insulina gerado no nosso organismo é muito maior.

Na prática, com meus pacientes que estavam acostumados a ingerir, diariamente, uma grande variedade de doces, sucos, refrigerantes, biscoitos, balas e gomas de mascar, a troca por frutas frescas é muito vantajosa. As frutas frescas orgânicas são alimentos naturais, integrais, não-processados, não contêm aditivos, conservantes, corantes e aromatizantes artificiais. Além disso, minha experiência me mostrou que é quase impossível para uma pessoa, nos dias de hoje, parar de comer todos e quaisquer doces.

Por isso, minha recomendação é substituir os doces pelas frutas frescas orgânicas.

Mas, em termos práticos, se na cidade onde você mora não existirem frutas orgânicas, coma frutas frescas mesmo assim. Elas são muito melhores que qualquer doce industrializado, por mais orgânico que ele seja!

Quando você sentir vontade de comer um doce (coisa que acontecerá com muita freqüência, principalmente nos primeiros três meses), substitua-o por frutas até a vontade passar.

Esqueça tudo de negativo que você leu sobre a *gordura* das frutas. Aquelas gorduras, como a do abacate, são ricas em nutrientes, ou seja, saudáveis se consumidas moderadamente.

Esqueça também o que ouviu falar sobre o *poder calórico* (engordativo) das frutas. Se você realmente não comer pães, massas, farináceos e doces – como recomendo para os primeiros três meses –, poderá comer frutas sem preocupação. Coma-as com queijo ou iogurte integral no meio da tarde, por exemplo, quando tiver fome, no lugar daquela bolacha ou lanche industrializado. Leve-as com você no carro e no trabalho. Não passe fome: coma frutas! Ficar com fome pode desencadear enxaqueca!

As frutas, assim como as verduras, são ricas em minerais, fibras, vitaminas e pigmentos antioxidantes essenciais para o equilíbrio hormonal e neuroquímico.

As frutas são extremamente convenientes para quem não tem tempo, para aqueles que se perguntam como substituir o lanche com bolacha na hora da fome no fim da tarde ou à noite. A maioria delas requer apenas e tão-somente lavagem e ingestão. Leve frutas e pedaços de queijo embrulhados em papel com você, na bolsa ou na pasta, deixe alguns na gaveta de seu escritório, para a hora que bater aquela vontade de comer pães ou doces.

Frutas secas podem ser utilizadas, mas sempre como um *ingrediente* dentro de uma refeição, e nunca isoladamente.

Bebidas lactofermentadas à base de frutas são uma opção saudável aos sucos de frutas. Além disso, são divertidas, pois fazem borbulhas! Aprenda mais sobre suas propriedades benéficas, bem como várias receitas deliciosas de bebidas lactofermentadas, no livro *Nourishing Traditions*, de Sally Fallon.

Existem alguns enxaquecosos cujas crises podem ser desencadeadas por certas frutas. Essas frutas – e somente elas – deverão ser evitadas, de acordo com a sensibilidade de cada um. Por exemplo, se para você o abacaxi ou a banana podem desencadear enxaqueca, evite-os, e pronto. Se essas frutas jamais lhe caíram mal, você pode comer à vontade, sem medo.

Coma Verduras e folhas verdes

Todas, desde que sejam frescas e de preferência também cultivadas organicamente. Dá-se o nome de cultivo orgânico a um tipo natural de agricultura/pecuária que não utiliza adubação química da terra (apenas a natural), agrotóxicos, hormônios, antibióticos e outros fatores químicos artificiais. O resultado são produtos naturais e saudáveis.

A procura por alimentos orgânicos está crescendo a cada dia, e fico contente quando vou ao supermercado e vejo que a seção de orgânicos está aumentando em tamanho, oferta e procura. Comece a ficar de olho em verduras e folhas verdes orgânicas no supermercado de sua preferência. Fale com o gerente da loja. Faça encomendas pela internet. Encontre folhas verdes orgânicas e consuma-as.

As verduras são ricas em minerais, vitaminas, selênio, carotenóides e outros micronutrientes. Dão grande suporte ao funcionamento da máquina humana. Coma-as em maior quantidade e terá menores tendências a desequilíbrios bioquímicos e, conseqüentemente, a menos enxaqueca.

Muitos vegetais, como a cenoura, brócolis, couve-flor e repolho, pedem alguns cuidados especiais durante o seu preparo, a fim de que se tornem mais saudáveis e nutritivos. Não é o objetivo deste livro esgotar o assunto sobre alimentação saudável e seu modo de preparo. Nossa meta, aqui, é apenas chamar a atenção para a existência desses detalhes. Para obter uma compreensão completa a respeito dos modos de preparo e receitas saudáveis não apenas de verduras, mas de todos os alimentos, sugiro a leitura do livro *Nourishing Traditions*, de Sally Fallon.

Ervas

Pode consumi-las todas, de preferência as orgânicas. Os agrotóxicos são tóxicos, como a própria palavra diz. Se tiver opção, não se intoxique com eles.

Tempere seus alimentos com ervas frescas ou secas. Alecrim, manjericão, tomilho, manjerona, orégano, salsinha, sálvia, cebolinha, louro... A lista é imensa! As ervas dão um sabor magnífico aos alimentos, muito melhor e mais saudável que o glutamato monossódico!

Dá-se o nome de erva a toda planta que possua propriedades aromáticas, gustativas e/ou medicinais. Existem milhares! Infelizmente, muitos de nós não fazemos idéia do tesouro de sabor e saúde que as ervas deixam ao nosso dispor. Explore esses tesouros utilizando mais ervas no seu dia-a-dia.

O mundo não se dá conta do fato de que uma grande parcela de todos os remédios mais comuns foi algum dia extraída de plantas (no caso, as ervas) ou contém substâncias que imitam as contidas nelas, cuja evidente ação terapêutica levou a indústria a transformá-las em drogas.

Note que as ervas não são constituídas apenas por folhas, mas também por cascas, raízes, frutos, flores, caules e sementes. Os ingredientes ativos (no sabor, no aroma ou na medicina) podem estar em qualquer parte da planta.

Existem ervas para aliviar processos inflamatórios e dolorosos. Outras combatem infecções. Outras, ainda, são tônicos fortificantes. A lista é imensa. Todas atuam, também, nutrindo e fortalecendo o organismo, para que no final possamos atingir nosso estado de equilíbrio: a saúde.

Qualquer um pode se beneficiar. Basta comprá-las no supermercado ou na feira, e utilizá-las na alimentação. Para ter certeza da qualidade, prepare você mesmo seus alimentos e tempere-os, sempre, com algumas ervas especialmente importantes e saborosas. Mas vale a pena aprofundar-se na arte gastronômica do uso de ervas.

Por várias razões, não é aconselhável a automedicação com suplementos de ervas em forma de comprimidos ou extratos concentrados. Consulte um profissional de saúde especializado, se desejar consumi-los. Tenha em mente que o consumo de suplementos medicinais à base de concentrados de vitaminas ou ervas não seria necessário se as pessoas fizessem o mais saudável: pegar o tesouro na sua fonte, ou seja, na natureza e na alimentação.

O ideal é aconselhar-se com um profissional de saúde de sua total confiança e utilizar suplementos somente quando realmente necessário. Mas, primeiro, faça sua lição de casa. Alimente-se e nutra-se bem.

Todavia, voltando às nossas ervas, agora deixe-me falar, a título de exemplo, sobre apenas três das minhas atuais favoritas. Elas são muito conhecidas e de uso corriqueiro na culinária.

Uma delas é o *alecrim*. Prepare um chá de alecrim. Ele acalma a mente e estimula o corpo, ajudando a afastar as tensões e o estresse. Também tem sido utilizado como um alívio caseiro para a enxaqueca.

O alecrim possui uma incrível propriedade tonificante, estimulante e energética quando aplicado sobre a pele. Eu me sinto extremamente renovado quando faço um banho de alecrim! Mas eu não faço esse banho à noite. O melhor é pela manhã. Quer experimentar? Aproveite seu final de semana para se tratar bem!

Veja como eu faço: em primeiro lugar, coloco vários ramos inteiros numa panela com um litro de água e deixo-os fervendo por vinte minutos. Em seguida, espero esfriar na própria panela até atingir uma temperatura agradável à pele. Depois, retiro os ramos e transfiro o líquido para um recipiente bem bonito, que vai comigo para o banho. Sugiro que você faça o mesmo em vez de simplesmente levar o líquido na própria panela. Por que não alegrar seu espírito com esse pequeno gesto? Dê ao líquido o tratamento que ele merece. Se tiver uma vasilha bem bonita, por que não utilizá-la? Se o banho for de chuveiro, derrame, devagar, o líquido ainda morno (mas não quente) sobre sua cabeça e deixe-o escorrer pelo corpo, massageando-se. Agora, se o banho for de banheira, simplesmente misture o líquido à água, entre na banheira e fique lá por alguns minutos. De qualquer modo, você sentirá o resultado na saída do banho!

Outra erva da qual gosto muito é o *manjericão*. Além de delicioso e perfumadíssimo, o manjericão possui inúmeras propriedades, inclusive antiinflamatórias.

Uma paciente minha relatou-me que, certa vez, no início de uma crise, estava na cozinha lidando com grande quantidade de manjericão – que, como todos nós sabemos, exala um aroma bastante contagiante – para preparar um molho *pesto* e, quando se deu conta, a enxaqueca que nem bem havia chegado tinha ido embora.

O manjericão é utilizado na culinária pelo mundo inteiro. Use esta erva você também.

Faça um chá de *melissa* e *manjericão* e beba diariamente. Pegue folhas frescas de ambas as ervas e coloque-as em um copo com água recém-saída da fervura. Deixe por quinze minutos, retire as folhas e pronto. A temperatura já deve estar boa para começar a beber. No verão, deixe esfriando um pouco mais e beba à temperatura ambiente ou com uma pedra de gelo. Se não encontrar a melissa, faça o chá só com o manjericão.

Atenção: Jamais adoce nenhum chá, qualquer que seja. Além de perder o verdadeiro sabor, você corre o risco de conseguir uma enxaqueca.

Grãos, sementes e castanhas

As sementes e castanhas contêm óleos que podem ser saudáveis para nós, desde que não estejam oxidados.

Uma vez retiradas das plantas e armazenadas, esses óleos já iniciam o processo de oxidação.

Esse processo acelera ainda mais quando as sementes são quebradas. E muito mais com o aquecimento.

A oxidação predispõe à inflamação e à dor!

As barras de cereais, e também os assim chamados 'cereais matinais' industrializados que vêm embalados em caixas de papelão, propagados como se fossem alimentos saudáveis, contêm óleos oxidados pelo modo como foram processados.

Nenhum 'cereal' industrializado escapa a essa situação. Além disso, eles são pesadamente adoçados. Portanto, evite-os.

Quando utilizar cereais, utilize-os o mais integrais e recém-colhidos possível. É difícil consegui-los assim? Então evite-os!

O mesmo vale para outras sementes e castanhas. Procure comprar castanhas na casca, e certifique-se de que não foram colhidas há muito tempo. Caso contrário, estará ingerindo óleos oxidados, pró-inflamatórios.

Lembre-se de que o arroz é uma semente. O feijão, as lentilhas, o grão-de-bico também! Mais uma vez, o melhor é comprar de pequenos produtores orgânicos que recém-colheram essas sementes e castanhas. Guarde-os em geladeira

O óleo das sementes e/ou partes de sementes contidas nas barras de cereais, propagadas como sendo tão saudáveis, encontram-se oxidados pelo processamento e aquecimento. E, mais, essas barras de cereais são repletas de açúcar, adoçante artificial ou então xarope de milho com alta concentração de frutose.

Além disso, as sementes integrais necessitam de um cuidado especial: a neutralização dos antinutrientes que contêm. Antinutrientes são substâncias naturais contidas nas sementes, castanhas e grãos em geral. Eles existem para conferir proteção natural às sementes e grãos; se ingeridos, fazem mal para nós, impedindo a absorção de importantes nutrientes pelo nosso sistema digestivo. Se não tomarmos cuidado com os antinutrientes, poderemos adquirir um déficit de minerais e outros nutrientes vitais, déficit este que pode se manifestar sob várias formas de doença. E sabe mais o quê? A maioria das pessoas consome grãos, sementes e castanhas diariamente, a cada refeição, sem tomar as devidas precauções no sentido de neutralizar esses antinutrientes.

Para neutralizar os antinutrientes, basta deixar os grãos, sementes (como o arroz integral e o feijão) e castanhas *in natura* de molho por várias horas, em água com umas gotas de limão ou soro de iogurte (a fim de criar um pouco de acidez), justamente como nossos antepassados sempre fizeram. Depois disso, é só secá-las (no caso das castanhas) ou cozinhá-las (no caso do arroz integral, feijão, grão-de-bico, lentilhas etc.).

Se você compra grãos, sementes e castanhas pré-torrados, pré-cozidos ou "prontos", é provável que os cuidados acima não tenham sido tomados, e você acabará ingerindo os antinutrientes.

Outra maneira de neutralizar os antinutrientes é fazer as sementes brotarem antes de cozinhá-las.

Para uma explicação detalhada sobre grãos, sementes, castanhas e cereais, inclusive sobre métodos de neutralização de antinutrientes e modos deliciosos de preparo, recomendo a leitura do livro *Nourishing Traditions*, de Sally Fallon.

Evite o consumo de soja

Os antinutrientes presentes na soja não são neutralizados pelos métodos tradicionais de preparo (por exemplo, deixar de molho). Somente a sua fermentação, que leva cerca de um ano, é capaz de neutralizá-los. Exemplos de alimentos à base de soja fermentada são: molho de soja (*shoyu*) e *missô*. Mas, antes de comprá-los, certifique-se, lendo o rótulo, de que eles passaram pelo método natural de fermentação.

Procure os dizeres "Naturalmente Fermentado" no rótulo. E consuma esses produtos apenas como *temperos*.

A soja tem sido consumida indiscriminadamente, e divulgada como se fosse um alimento saudável, porém, suas isoflavonas possuem ação hormonal, recebendo o nome de *fitoestrógenos*. Os fitoestrógenos são considerados, pelos cientistas, como sendo *disruptores endócrinos*. Disruptores endócrinos são substâncias que interferem negativamente com a produção, transporte, metabolismo, ação e eliminação dos nossos próprios hormônios. Não apenas o hormônio estrógeno, mas também os hormônios tireoideanos. Você já notou como os problemas da tireóide estão se tornando cada vez mais comuns em homens e mulheres?

A maior estudiosa dos efeitos prejudiciais da soja ao sistema endócrino humano é a nutricionista norte-americana Kaayla T. Daniel, Ph.D, CCN, que escreveu o excelente livro *The Whole Soy Story* (A história completa da soja), completo e cientificamente embasado. Sua leitura vale a pena para todas as pessoas que desejam se informar sobre os surpreendentes efeitos prejudiciais da soja na saúde.

Temperos naturais

Tempere suas comidas. Comece por um dos temperos mais comuns em toda e qualquer culinária: o *sal*. Comida sem sal, pelo menos para mim e para 99,99% do planeta, não tem gosto! Claro, não vamos exagerar. Mas, se você se propôs a seguir estritamente minha dieta, ponha sal em sua comida. O melhor é o *sal não refinado* (bruto).

"Ah, mas e quem já tem pressão alta?", "E a retenção de líquido?", você poderia perguntar.

Se você realmente cortar alimentos industrializados, pães, massas, batatas, bolachas, bem como alimentos salgados e enlatados do tipo "prontos para comer", então pode temperar os alimentos de sua nova dieta com sal. Mas, é claro, sem abusos.

Leia mais sobre a grande importância do sal não refinado na nossa saúde no livro *Nourishing Traditions*, de Sally Fallon.

Use também a pimenta

"Mas pimenta não pode ser prejudicial à minha dor de cabeça?"

Se consumida com moderação, de jeito nenhum!

Quando você ingere alimentos picantes, como a pimenta, que contêm uma substância chamada *capsaicina*, eles fazem seu cérebro liberar endorfinas. As endorfinas são substâncias neuroquímicas que ocorrem naturalmente no cérebro e possuem propriedades não só analgésicas intensas como também de humor! Após uma refeição apropriadamente temperada com pimenta, a pessoa pode experimentar uma incrível sensação de bem-estar – um verdadeiro *barato*, no sentido saudável da palavra –, semelhante àquela que os maratonistas experimentam após passarem uma hora correndo. Esse *barato* prolonga-se mesmo após a refeição e ajuda a melhorar o seu dia. A grande diferença é que a pimenta é uma coisa muito natural, e correr desenfreadamente por uma hora não é!

Acerte na quantidade de pimenta para que seus alimentos ganhem sabor. No começo, use bem pouca quantidade para se acostumar. A sensação picante poderá lhe parecer estranha, mas você deve se convencer de que não faz mal. As pessoas criaram verdadeiros mitos em torno de alimentos picantes – como a pimenta e o gengibre –, quando, na verdade, eles fazem bem!

A pimenta provoca uma reação nos locais em que ela entra em contato, e uma das conseqüências é a vinda mais intensa de sangue para esses locais. Daí a sensação de calor que ela provoca. Essa reação é sempre passageira, cerca de cinco minutos. Depois, tudo volta ao normal, como em um passe de mágica!

A pimenta, essa substância mágica, pode também ser um grande aliado no tratamento natural da gastrite e da úlcera, pois, aumentando temporariamente o fluxo de sangue no estômago auxilia o processo de regeneração dos tecidos. Faz sentido, não? Mas é óbvio que um tratamento de gastrite/úlcera nunca é tão simples assim, e requer sempre uma boa mudança na alimentação (por sinal, coincidente com essa que você está lendo aqui) e a descontinuação do uso freqüente de analgésicos irritantes ao estômago (razão pela qual você comprou este livro. Portanto, continue lendo!).

Naturalmente, tudo é uma questão de dose. O excesso de pimenta pode irritar o estômago. Tudo neste mundo é assim: muito de uma coisa boa pode fazer mal! Isso não significa que você deve se afastar dessa coisa boa. Pelo contrário. Deve empenhar-se para utilizá-la com consciência e sabedoria. Abandonar essa arte de conciliar os sabores é como abandonar um grande aliado da sua saúde!

A pimenta é ingrediente importante em muitas cozinhas seculares, como a do Norte/Nordeste do Brasil, e até milenares, como a indiana, a tailandesa, a mexicana e a africana. Existem vários tipos de pimenta; você pode ir, aos poucos, descobrindo cada uma. Por exemplo, a pimenta malagueta e a pimenta "dedo-de-moça", vermelha ou verde, possuem alto teor de vitamina C e são fonte de betacaroteno, ácido fólico, potássio e vitamina E.

Recebi, pelo site www.enxaqueca.com.br, um e-mail muito interessante de uma pessoa que toma chá de pimenta. Reproduzo a seguir o depoimento, palavra por palavra.

> "A dor de cabeça já é muito ruim; quando se trata de enxaqueca é muito pior. Minha experiência com esse tipo de dor não é muito constante; porém, desde menino, quando a dor de cabeça não passava com analgésico comum, minha mãe me dava chá de pimenta-do-reino. Ainda hoje, quando isso acontece, recorro ao milagroso chá. A gastura no estômago desaparece logo após a ingestão, e a dor, daí a quinze/vinte minutos. Dr. Feldman, aí está minha sugestão. Não existe nada

comprovado cientificamente, mas o chazinho é milagroso mesmo. Muitas pessoas a quem sugeri o uso sentiram o mesmo alívio. Parabéns pela preocupação com as pessoas que sofrem desse problema.

São cinco a sete grãos de pimenta-do-reino, acho que secas (são grãos pretinhos), esmagados e jogados na panela para ferver ou, tanto faz. Depois que a água estiver fervendo, jogar as pimentas esmagadas na panela, tampá-la e deixar esfriar. A quantidade de água é uma xícara.

Um abraço.
Francisco."

Convincente, não é mesmo?

Gengibre

Por último, lembre-se do gengibre, um dos mais antigos e conhecidos ingredientes da medicina oriental. O tubérculo fresco, picante, apimentado e aromático é um tempero maravilhoso, que confere um sabor ao mesmo tempo quente e refrescante para molhos, sopas e saladas, entre outros pratos.

Você pode utilizar o gengibre fresco, picado ou ralado. Pode também, após esse processo, espremer os pedacinhos com os dedos, a fim de extrair apenas seu suco para temperar determinado prato.

Chá de gengibre

Beba chá de genbibre utilizando 50g de gengibre ralado para um litro de água fervente, deixando esfriar por quinze minutos. Recomendo o uso diário de chá de gengibre a todos os meus pacientes com enxaqueca, pois o gengibre possui propriedades antiinflamatórias e antinauseantes, as quais já pude comprovar em muitas pessoas.

O gengibre na hora da dor

Algumas pessoas me relataram o grande benefício de comer pedaços de gengibre fresco logo no início de uma dor de cabeça. Apesar de eu não sofrer de enxaqueca, tive a oportunidade de comprovar, pessoalmente, este benefício.

Certo dia, eu havia dormido pouco na noite anterior a uma viagem e acordei bastante atrasado e preocupado com o horário. Ainda não tinha acabado de fazer a mala. O resultado foi que, antes de sair de casa, eu já estava com uma dor incômoda na cabeça. Nada comparado a uma crise de enxaqueca, é claro, porém é uma dor que você poderia classificar como moderada, ou seja, nem leve nem forte, acompanhada de um resquício de náusea.

O que fiz? Em vez de tomar um analgésico, arrisquei e comi alguns pedaços de gengibre cru. Qual foi minha surpresa quando, ainda no táxi, a caminho do aeroporto, minha dor havia desaparecido! Desde então, fiquei fã do gengibre. Experimente utilizá-lo você também. Afinal, ele nutre, dá uma sensação agradável do *ardido* (você precisa se acostumar com ela antes de achá-la agradável) e é utilizado medicinalmente como um ingrediente bom há milênios.

Capítulo 7

Durma bem

Vá dormir mais cedo. E não pense que isto é o mesmo que acordar mais tarde!

Sem esta condição 100% satisfeita, não há como seu organismo realmente se regenerar do mal da enxaqueca. Sem esta mudança não há como negociar uma melhora real. Você, que conheceu o mecanismo da enxaqueca neste livro, já sabe muito bem o porquê. Assim, se quiser ver a melhora realmente acontecer em três meses, comece hoje. Agora!

Lembre-se deste fato *biológico*: nós somos organismos *fotoperiódicos,* ou seja, os ciclos de claridade e escuridão, determinados pelo dia e pela noite, possuem influência vital nos nossos neurotransmissores, hormônios, comportamento, bem-estar e saúde. Nós fomos projetados pela natureza para entrar num 'modo *sleep*' à noite. Mas, infelizmente, computador, televisão, trabalho, família, ocasiões sociais e outras maravilhas do mundo contemporâneo nos fazem esquecer disso.

Mas nosso corpo não esquece. Ele continua trabalhando – ou tentando trabalhar – da forma como foi projetado.

Quando atrasamos muito nosso horário de apagar as luzes e dormir, as conseqüências biológicas são inúmeras.

O organismo deixa de produzir a importantíssima *melatonina*, o que, por sua vez, gera um desequilíbrio em neurotransmissores como a *serotonina* e em hormônios como o *estrogênio* e o *cortisol*, nosso hormônio do estresse.

E, assim, nos tornamos mais estressados, nosso apetite se modifica, fazendo-nos ingerir cada vez mais carboidratos. Conseqüência? O aumento excessivo dos níveis de insulina.

Agora, entramos num círculo vicioso que, freqüentemente, culmina em ganho de peso, retenção de líquido e de gordura, o que, por sua vez, desequilibra ainda mais nossos níveis de estrogênio.

O estrogênio é um hormônio que fica armazenado nas células gordurosas. Portanto, quanto mais células gordurosas, mais estrogênio no nosso sistema. O desequilíbrio deste hormônio provoca uma estimulação exagerada no cérebro.

Bem, agora dá para perceber que, com tanta lenha na fogueira, a enxaqueca já está grassando por aí, até porque, a esta altura, ela já sentiu o estado de hiperatividade das células cerebrais.

Esta verdadeira conspiração de desequilíbrios desemboca em *mais* dores de cabeça, *mais* estresse, *mais* ansiedade.

Enfim, como uma bola de neve, *mais* crises de enxaqueca, *mais* depressão, sim, depressão, porque esta também é causada pelo desequilíbrio na serotonina, lembra?

Mas, vamos com calma. Dá, sim para mudar esta avalanche de *mais* e *mais*. Para mudar sua história de enxaqueca ou de depressão, pânico, memória fraca e ansiedade, você precisa ir dormir bem mais cedo. O quanto mais cedo for possível! Na verdade, o quanto mais próximo da hora de anoitecer. Na prática, tente ir dormir, no máximo, às 10 da noite. Nos primeiros três meses, procure seguir esta orientação à risca.

Lembre-se: Não confunda ir dormir mais cedo com acordar mais tarde. Acordar mais tarde não resolverá o problema. Pelo contrário, pode até desencadear crises de enxaqueca. Já, ir dormir cedo não desencadeia crises. Comprove!

"Ah, mas eu não consigo dormir cedo. Posso até ir para a cama, mas simplesmente não adormeço!"

Pois é. As pessoas simplesmente se esqueceram de como dormir. Muitas, nunca aprenderam.

Dormir é essencial à vida. Além disso, o descanso propiciado por uma boa noite de sono provoca uma das mais agradáveis sensações de bem-estar que o ser humano pode ter. É tão bom quando iniciamos um novo dia descansados e renovados pelo sono revitalizador!

Nosso cérebro possui um relógio biológico. E o que controla o relógio biológico é nada menos que a *luz*.

Durante toda a evolução da vida na Terra, nada foi mais certo do que um dia após o outro... E uma noite após a outra. Assim, é natural que a evolução tenha acertado o relógio biológico a partir da oscilação dia/noite.

Nos seres diurnos (como *nós*), a diminuição da luz, ao anoitecer, é transmitida pela visão para o relógio biológico. Este responde, gerando substâncias que culminam na desativação do estado de alerta do indivíduo. Ao amanhecer do dia seguinte, o processo se inverte, e o relógio biológico ativa o estado de alerta.

A invenção da luz artificial, no final do século 19, trouxe à humanidade um salto tecnológico sem precedentes. Mas todo lado bom tem também seu lado mau. E, assim, este imenso poder de transformar a noite em dia trouxe consigo a possibilidade de alterar o funcionamento de um dos equipamentos mais sofisticados, precisos e importantes da natureza – e que até então integrava harmoniosamente nossos ciclos com aqueles do cosmo –, o relógio biológico.

A luz artificial, ao contrário das antigas lamparinas a óleo, velas e tochas, é tão intensa que engana o relógio biológico. Quando começa a anoitecer e você acende a luz, o relógio continua ativando seu estado de alerta.

Conseqüência? A fabricação (que leva horas) das substâncias cerebrais que desativam o estado de alerta é adiada.

O resultado? Quase todas as pessoas dormem pior e menos do que deveriam. A maioria vive cansada, desmotivada, sonolenta, numa espécie de zona nebulosa, nem totalmente acordada durante o dia, nem profundamente adormecida à noite.

Já existem estudos comprovando que o sono insuficiente altera o sistema imunológico (a pessoa contrai doenças mais facilmente), o humor (depressão, irritabilidade, ansiedade, oscilações de humor), a atenção e a memória. Dormir pouco desencadeia dores de cabeça e enxaqueca.

Somente durante o sono é produzido o hormônio de crescimento, que no adulto possui a função de regenerar (consertar) os tecidos vivos. O sono insuficiente traz um desgaste (envelhecimento) precoce. Dormir menos horas pode aumentar o tempo de reação a situações de perigo, tanto quanto o álcool quando consumido em quantidades que interfeririam, pelo mesmo processo, na capacidade de dirigir.

Dormir bem deveria ser obrigatório por lei!

Infelizmente, a maioria das pessoas aprendeu que dormir é coisa de gente preguiçosa. A sociedade moderna impingiu a necessidade do homem-24 horas. Trabalho, família, amigos, lazer, TV, computador... Tudo compete com o sono e com esse equipamento biológico que a natureza criou e aperfeiçoou com precisão cósmica ao longo de milhões de anos.

Algumas dicas:

Encare o lado positivo de ir dormir cedo e faça uma nova experiência: Apague a luz!

1. À noite, ao chegar em casa, mude a rotina: acenda algumas velas, lamparinas a óleo (são tão charmosas!) ou um abajur com lâmpada minúscula.
2. Não ligue a TV, ou desligue-a bem mais cedo que de costume. Grave os programas da noite e assista-os de dia, nos finais de semana.
3. Não ligue o computador para resolver coisas que você pode fazer no dia seguinte. Acesse a internet durante o dia. Não dá tempo? Então nos feriados ou finais de semana, porém, jamais à noite.
4. Mude seus hábitos: Ouça uma música suave, crie um fundo musical para relaxar.
5. Se algum problema lhe vier à cabeça, expulse-o. Ligue para alguém, prepare algo leve para comer, converse sobre amenidades.
6. Curta a companhia que está do seu lado ou deixe-se envolver, sozinho, pelo silêncio ou pelos sons difusos do exterior.
7. Se você tem um bichinho de estimação, aproveite e dê atenção a ele. Pegue-o no colo, faça-lhe um carinho. Todo mundo gosta de carinho!
8. Prepare e beba um chá de ervas calmante bem devagar. Não vá iluminar muito a cozinha.
9. Abra exceções, é claro. Saia uma noite de casa e vá para a cama mais tarde. Mas faça essa noite valer a pena!

Você verá que o sono, tão esquecido e deixado de lado, logo vai fazer as pazes com você. Na manhã seguinte, sua disposição será muito maior. Nos dias que se seguirem, sua iniciativa, humor, saúde e produtividade irão provar que a vida é muito maior e melhor quando se dorme o suficiente e são respeitados os ritmos e ciclos naturais.

Horas de sono

Surge a clássica pergunta: O número de horas de sono não é muito individual? Cada um não tem seu ritmo? Não existe gente que dorme só cinco horas por noite e se sente muito bem no dia seguinte?

Na realidade, não é bem assim. O mais comum é o indivíduo achar que está bem. Repito: as pessoas, em geral, não sabem dormir. Quando dormem, não é por um mecanismo natural que se iniciou ao escurecer e culmina no sono. Elas pegam no sono por pura exaustão.

Por que não sentem sono durante o dia? Sentem sono, mas não sabem. Não percebem. Não reconhecem. Quer uma prova?

Deixe essa pessoa que dorme cinco horas por noite esperando sentada, por meia hora, a qualquer hora do dia, numa sala bem confortável, sem TV, sem barulho, sem outras pessoas ao redor, só com algumas revistas para ler (por exemplo, a sala de espera do meu consultório). Ela certamente vai adormecer.

Estudos científicos já demonstraram o conceito de débito de sono, uma espécie de sistema do cérebro que mantém a conta exata das horas de sono que faltam dormir. Tire a estimulação ambiental e verá o débito de sono manifestar-se claramente.

As pessoas, especialmente as que se vangloriam por dormir pouco, vivem estimulando-se com café, refrigerantes, cigarros etc. Lembre-se: a cafeína e a nicotina são estimulantes. Essas pessoas vivem o dia estressadas. Criam em torno de si um ambiente de cobranças (ainda que de autocobranças) e de estresse, pois, assim, não lhe faltarão estímulos. Essas pessoas criam, automaticamente, tantos mecanismos de obtenção de estímulos que acabam se afogando neles. Se não de dia, à noite.

À noite, quando muitos gostariam de dormir, simplesmente não conseguem! A mente, que criou tantos estímulos o dia inteiro, todos os dias, há tanto tempo, acaba automaticamente prolongando esses estímulos, desta vez sob a forma não de ações, mas de pensamentos, bem na hora em que você gostaria de dormir. Assim, muitos custam a adormecer. Outros adormecem rapidamente graças ao débito elevado de sono aliado à exaustão, mas acordam poucas horas mais tarde e simplesmente não conseguem voltar a dormir por causa dos pensamentos estimulantes que surgem sem trégua.

Acordar algumas vezes no meio de uma noite é algo perfeitamente normal e muito comum. Você pode até achar que não acordou e dormiu como um anjo a noite inteira, sem interrupção; porém, o mais provável é que você esteja errado. Pode ter acordado com um barulho qualquer, voltado a dormir e simplesmente não se lembrar pela manhã.

Se você vai ou não se lembrar que acordou, depende de quantos minutos permaneceu desperto. Estudos mostram que um despertar de menos de cinco minutos não deixa nenhuma lembrança na manhã seguinte. Os últimos cinco minutos armazenados nos centros cerebrais de memória recente são simplesmente apagados. Você jamais se lembrará desses minutos que antecederam seu adormecer.

O cérebro possui dois *arquivos* de memória, um para a recente (coisas que ficam na sua lembrança por até cinco minutos) e outro para a remota (lembranças que permanecem dias, meses ou para sempre). Para determinado evento ser armazenado no *arquivo* de memória remota, ele precisa, necessariamente, fazer primeiro um *estágio* de cinco minutos de duração no *arquivo* de memória recente. Se esse evento vai ou não ser armazenado no *arquivo* de memória remota, depende de sua carga emocional, bem como do número de associações que ele mantém com outros eventos já residentes na memória remota. Após passar cinco minutos na memória recente, o evento sai dela para ser descartado e esquecido ou habitar a memória remota.

Quando dormimos, é erguida uma muralha intransponível entre a memória recente e a remota. Em outras palavras, não resta outra opção aos eventos que ali estavam senão o esquecimento. Conclusão: ninguém se lembra dos últimos cinco minutos antes de adormecer. A propósito, e a título de curiosidade, o mesmo mecanismo ocorre com quem perde a consciência por mais de cinco minutos. Em todos esses casos, os cinco minutos antecedentes à perda de consciência são simplesmente apagados.

Está provado que uma pessoa normal pode acordar várias vezes à noite. Afinal, o sono é composto de vários estágios, dois deles bastante superficiais, em que qualquer ruído mais alto, como uma buzina, uma sirene, um grito na rua, um galo, um latido, um ronco ou o movimento do marido ou da esposa, pode ser suficiente para despertá-la. Uma vez desperta, a pessoa pode:

1. Virar de lado, esvaziar a mente de pensamentos ou trazer à tona pensamentos relaxantes, voltar a dormir rapidamente e jamais se lembrar de que despertou; ou
2. Trazer à mente pensamentos estimulantes, como lembranças de compromissos para o dia seguinte, fatos desagradáveis do dia anterior etc.

A estimulação ambiental é a chave da questão. O indivíduo arruma tantas tarefas durante o dia, que vão estimulando, povoando todos os espaços da mente para afastar, disfarçar, mascarar o sono durante o dia, que isso acaba acontecendo também à noite, no meio da madrugada. Esse indivíduo desaprendeu a relaxar, e agora sua mente permanece estimulada o tempo todo. É só acordar que o estímulo vem, afastando qualquer possibilidade de voltar a dormir. A conseqüência é a enxaqueca, ou ainda muito mais.

Para voltar a dormir bem, você deve tomar a decisão de mudar. E mudar não é fácil! Siga as nove dicas já enumeradas e também estas a seguir, muito importantes:

Aprenda a relaxar

- Aprenda e faça exercícios de relaxamento.
- Faça massagem.
- Olhe mais para a natureza.

- Aprenda a afastar as preocupações da sua mente.
- Aprenda a não pensar em preocupações após as 19h.
- Evite assistir televisão à noite.
- Evite usar o computador ao chegar em casa à noite.

Insisto: Vá dormir bem mais cedo. Não importa se você vai ou não adormecer. Ir dormir não significa, necessariamente, adormecer. Significa apenas que você se retirou, se deitou, relaxou e apagou todas as luzes na intenção de dormir. Com o tempo, a natureza fará com que tudo volte ao normal e você durma bem.

Mas, atenção! É preciso que tudo esteja apagado. É preciso escuridão total para seu cérebro lhe proporcionar um verdadeiro *banho* de melatonina. Se você leu este livro até aqui, sabe como a fabricação adequada desta substância é fundamental para a solução de sua enxaqueca, ansiedade, depressão e desequilíbrio hormonal.

É importante vedar todas as entradas de luz, especialmente as janelas. Desligue quaisquer pontos de luz, como aquelas luzinhas da TV, aparelho de som e outros objetos do gênero, que ficam acesas mesmo quando eles estão desligados. De preferência, tire-os da tomada. Se você possui rádio-relógio, cubra o mostrador de luz. Vede aquela luzinha do carregador do seu celular com panos, roupas etc. Faça o mesmo com a luz do aparelho de telefone. Melhor ainda: retire todos esses aparelhos do quarto! Todos esses aparelhos emitem freqüências eletromagnéticas, e pesquisas científicas têm demonstrado que a produção de melatonina pode ser prejudicada não apenas pela luz, mas também pela emissão de freqüências eletromagnéticas.

Dormir com máscara ou tapa-olho não adianta, pois a luz é captada por toda a superfície do nosso corpo, e não apenas pelos olhos. Portanto, quanto mais luz estiver presente durante o sono, menos melatonina será produzida naquela noite – com ou sem máscara.

Com tantos *vazamentos* de luz à noite, não é de admirar que tanta gente sofra de enxaqueca, depressão, ansiedade e pânico. Não seja uma dessas pessoas. Apague todas as luzes o quanto antes! Escureça ao máximo seu quarto de dormir!

Quanto antes você apagar, mais melatonina será produzida. E mais prolactina!

A fabricação adequada do hormônio prolactina é importantíssima não apenas para o sistema imunológico (defesas), mas também favorece e torna agradável sua permanência na cama por períodos bem superiores a oito horas, como é o caso de quem vai dormir bem mais cedo.

Um dos mais ilustres estudiosos do sono, o dr. Thomas A. Wehr, do *National Institutes of Health*, nos Estados Unidos, fez uma pesquisa comparando dois grupos. Um deles foi designado a passar 14 horas por dia na escuridão total e absoluta, sem nenhuma outra opção. Enquanto isso, o outro passava 8 horas diárias nas mesmas condições. O primeiro grupo produziu muito mais prolactina que o segundo.

Obviamente, 14 horas de escuridão total não significam, nem de longe, 14 horas de sono!

Sem nada enxergar, as pessoas passaram muitas horas deitadas, mas sem dormir. Além disso, o sono delas era fragmentado, ou seja, acordavam várias vezes. A maioria desses voluntários passou boa parte dessas 14 horas num estado quase desperto. Eram acometidos por um estado de imobilidade, quietude dos movimentos e dos pensamentos, por uma vontade de continuar não se mexendo. Se este estado fosse interrompido por alguma conversa, por mínima que fosse, os níveis de prolactina caíam.

Os traçados das ondas cerebrais desses voluntários eram essencialmente similares àqueles obtidos de indivíduos em estado de meditação transcendental.

Uma das conclusões a que os cientistas chegaram foi a sugestão de que, nos seres humanos, a prolactina facilitaria um estado de quiescência no indivíduo desperto, que lhes permite permanecer acordados, porém agradavelmente imóveis e relaxados, por horas e horas, à noite.

Esses períodos de 14 horas diárias de escuridão correspondem às noites vividas nas cavernas por nossos ancestrais durante os períodos frios, ou seja, cerca de seis meses por ano. Nos países tropicais, o período de escuridão estende-se, em média, por 10 horas a cada noite.

Estudos demonstram que os períodos de estado meditativo correspondem a elevações dos níveis de endorfinas, verdadeiras morfinas internas, analgésicos potentes que nosso próprio organismo fabrica, conferindo grande proteção contra a dor. Que tal ter essa substância agindo em seu favor?

Da próxima vez que você tirar férias, escolha um destino bem tranqüilo para ajudá-lo a se reconectar com os ciclos naturais. Acorde cedo e passeie bastante. A luz do dia favorecerá a produção de dopamina, a verdadeira substância do prazer. Almoce cedo e jante enquanto ainda estiver claro. Conforme avançar o entardecer, as luzes brilhantes cederão lugar às tonalidades vermelho-alaranjadas do crepúsculo, dando início à produção de hormônios e neurotransmissores que prepararão seu estado de consciência para a noite e o sono. Vá para seu quarto e não acenda a luz. Procure deitar-se ao escurecer. Dê a chance de seu cérebro e organismo se reequilibrarem.

Se você não está de férias e deseja obter resultados com este livro, tente chegar o mais próximo possível desta situação ideal nos primeiros três meses. Passado esse período, por favor mantenha o hábito de não ligar a TV à noite (deixe gravando os programas para assisti-los oportunamente, durante o dia). O mesmo vale para o computador. Simplesmente relaxe e vá para a cama o quanto antes. Acorde o mais próximo que puder do nascer do sol.

Introduza essa mudança e observe os resultados após três meses. Lembre-se de que mudar nunca é fácil. Mas todas as grandes melhoras requerem mudanças!

O incômodo do ronco

Se você ronca, é provável que a qualidade do seu sono seja péssima, mesmo dormindo muitas horas. Isso tem a ver com a diminuição da entrada de oxigênio, causada pela obstrução da passagem do ar. Além de ficar sonolento durante o dia, existe a possibilidade de adquirir um problema de pressão arterial alta graças a este distúrbio do sono.

O tratamento para o ronco é necessário e, na maioria das vezes, simples e eficaz, não requerendo remédio nem cirurgia, apenas um equipamento externo, conhecido por *CPAP* (do inglês *Continuous Positive Airway Pressure*), que melhora a entrada de ar nos pulmões, e um bom médico que faça o diagnóstico e os ajustes. Muitas vezes, não é necessário nenhum equipamento, bastando apenas perder o excesso de peso – coisa que acontecerá graças à sua nova alimentação e estilo de vida!

Se você não ronca, mas dorme com alguém que tem este problema, seu sono, provavelmente, também é péssimo. Com o barulho do ronco é fácil acordar inúmeras vezes todas as noites. Durma com tapa-ouvidos ou em quarto separado até o problema da sua cara-metade ser solucionado – mas, a qualquer custo, não abra mão de dormir bem!

Periodicamente, meus pacientes reúnem-se em grupos para discutirmos, na prática, o sono. Realizamos testes simples para saber o grau de sonolência de cada um durante o dia, bem como testes que medem a quantidade de sono a ser recuperada. Durante essas reuniões, todo o grupo se motiva para priorizar o sono em suas vidas. Juntos, criamos metas no sentido de dormir melhor, deixar o ambiente do quarto cada vez mais propício ao sono, mudar o comportamento e os hábitos ao escurecer, preencher um diário com dados, como a hora em que a pessoa se deitou e acordou, o número de vezes que acordou, o que sonhou, como se sentiu pela manhã etc. As discussões desses diários são sempre animadas, e os resultados, bastante gratificantes.

Capítulo 8

Mexa-se

Além de todos os aspectos do autotratamento já discutidos, é preciso que você passe a se mexer. Ande bastante, de preferência durante o dia. Suba e desça escadas, sempre que possível. Recomendo ir a um parque, pois o exercício aliado à luz do dia aumentará sua produção cerebral de dopamina e, portanto, seu alto-astral. Se a luz o incomodar muito e não lhe deixar outra opção, use óculos escuros – mas faça de tudo para não utilizá-los se não for absolutamente necessário, porque nós fomos projetados pela natureza para sermos expostos a todo espectro de freqüências luminosas do *dia*. Porém, no mundo contemporâneo, passamos praticamente o dia inteiro atrás de barreiras – janelas e paredes – que impedem a entrada de todas as freqüências de luz na nossa retina e no nosso organismo como um todo. As conseqüências disso ainda não foram completamente estudadas, e pode levar ainda um bom tempo para isso acontecer. Por que esperar? Por que arriscar? Lembre-se de que nós somos organismos *fotoperiódicos* (quanto a esse fato, não há dúvidas), portanto a luz *de verdade*, vinda do Sol, é muito importante para nós, e sua falta pode trazer conseqüências imprevisíveis para nossa saúde. Aproveite para fazer uma caminhada diariamente. Ande, não corra.

Se você já corre, pare de fazê-lo (a menos que sua profissão dependa disso) e passe a andar diariamente durante os primeiros três meses. Passado esse período, recomendo muito cuidado com relação às corridas, porque, também aqui, tudo é uma questão de *dosagem*. Após milhões de anos de evolução, a mensagem ancestral que seu organismo traduz quando você corre por muito tempo é que está *fugindo* de algum predador. Essa é a única situação em que nossos ancestrais se viam correndo por mais de 20 minutos. Tal situação gera, automaticamente, a produção de hormônios do estresse, como cortisol e adrenalina, mobilização de açúcar para o sangue, picos de insulina e... Bem, a esta altura você já sabe o que isso significa.

Portanto, condicione-se fisicamente andando, alongando-se e fazendo exercícios localizados diariamente. Durante os três primeiros meses de desintoxicação, você precisa poupar seu organismo de exercícios intensos. Após esse período inicial, corra *sim* (ou acelere bastante o passo, caso correr não lhe seja possível), porém em *piques* bem fortes e de curta duração (nossos ancestrais sempre deram *piques* intervalados, curtos e intensos em situações rotineiras de *caça*). Para uma compreensão mais detalhada sobre como deve ser esse procedimento após os três primeiros meses, sugiro a leitura do trabalho do dr. Al Sears, intitulado *Pace*. *Pace* é o nome do programa que ele desenvolveu para trabalhar nosso corpo de acordo com as diretrizes mais próximas daquelas vividas pelo ser humano durante toda a evolução, e que, segundo suas pesquisas e experiência com pacientes, permite desenvolver excelente forma física e robustez pulmonar e cardiovascular.

Sugiro que não deixe suas atividades físicas para a noite. O exercício gera a produção de hormônios e neurotransmissores que combinam com o *dia*. Conforme você leu anteriormente, à noite, é preciso *relaxar*.

Para a maioria das pessoas, andar na esteira ou pedalar na bicicleta ergométrica é muito mais chato que caminhar ou pedalar ao ar livre, e acaba enjoando. Além disso, não traz o benefício adicional da exposição à *luz natural*. Se você for dormir bem mais cedo, com o tempo acordará mais cedo, e assim, provavelmente, será bem mais fácil dedicar 20 minutos para se exercitar diariamente. Não é preciso mais do que isso. O importante é incorporar esse novo hábito para sempre. A diferença você notará com o tempo – e não é preciso muito tempo para começar a notá-la.

Antes de ingressar em qualquer programa de exercícios físicos, consulte seu médico. Ele pedirá uma série de testes que ajudarão a determinar seus limites, assim como seu progresso.

Sempre peço aos meus pacientes que façam exercícios e se condicionem fisicamente durante o tratamento, pois muitas pessoas com dores de cabeça crônicas ficam tão mal que, com o tempo, acabam perdendo seu tônus muscular e seus ritmos vitais normais.

Trazer o físico desses pacientes de volta à normalidade é parte muito importante e necessária no processo de fazê-los se sentirem melhor.

Para melhor escrever este capítulo sobre exercícios, consultei as professoras de educação física Cristina A. C. de Freitas e Audrea R. Ferro Lara, ambas graduadas em educação física pela Universidade de São Paulo. Elas me ajudaram a delinear as informações práticas que você vai ler a seguir. Aplique-as durante os três primeiros meses. Durante e após esse período, estabeleça você também uma parceria saudável com um bom profissional de educação física, que o ajudará a minimizar vícios de postura e lesões. Integre as informações a seguir com as outras mudanças já sugeridas neste livro, no sentido de recuperar sua plena saúde e controlar a enxaqueca!

Programa de condicionamento físico

Um momento saudável, dedicado a você, com atividades que exigem alto grau de concentração e envolvimento corporal são essenciais no combate ao estresse. Alguém já mencionou que o corpo é o reflexo do estado psicoemocional de um indivíduo, e já ouvimos a tão famosa frase "mente sã em corpo são"; portanto, trate de seu corpo com carinho, pois ele pode refletir a imagem de seu interior, além de interferir em suas atitudes internas. Ou, então, você correrá o risco de se tornar ainda mais nervoso, gordo, hipertenso, enxaquecoso, deprimido, ansioso e com séria propensão a doenças cardiovasculares, diminuição de sua amplitude e força muscular, resistência pulmonar e cardiovascular – enfim, viver com 'dor de cabeça', no sentido figurado e literal.

A palavra de ordem é *cuidar-se* ativamente, e não esperar que apenas *outros* (médicos etc.) cuidem de você. Cuide-se e minimize o estresse, praticando atividade física corretamente.

Muitos fatores estressantes do mundo contemporâneo, como preocupações econômicas, pressões relacionadas ao trabalho e o desafio de equilibrar a carreira com as responsabilidades do lar, podem levar o indivíduo a um estado de ansiedade e tensão. Diversas vezes, tais fatores são responsáveis por manifestações físicas.

Dentro desse contexto, inúmeras pessoas podem sofrer sérios problemas posturais decorrentes de uma vida sedentária e estressada. Uma postura incorreta pode acabar gerando diversos problemas nos músculos, nas articulações, e pode ser a causa de desconforto e de várias formas de dor na região do pescoço e dos ombros, tão comuns em quem sofre de dor de cabeça crônica. Além disso, podem acabar por desencadear ou facilitar crises de enxaqueca.

No entanto, esse quadro pode ser influenciado positivamente por meio de um programa de atividades físicas regular e orientado, juntamente com uma alimentação e sono adequados, que podem ser considerados aspectos do estilo de vida – e isso sim é o que determina a saúde.

Pesquisas demonstram que a atividade física, praticada adequadamente, é uma forma eficaz de reduzir o estresse. Indivíduos que se engajam em um programa sistemático de atividade física, como a caminhada, experimentam ganho de auto-estima, além da tão almejada sensação de bem-estar, num grau que nenhuma 'pílula' é capaz de proporcionar.

Os benefícios de um programa de atividade física sistemática e orientada são inúmeros. O exercício, como parte de um estilo de vida saudável, o ajudará a:

- Amenizar ou acabar com o estresse.
- Dormir melhor.
- Ter mais energia, aumentando assim a resistência à fadiga.
- Trabalhar com mais vigor.
- Aumentar o poder de concentração.
- Relaxar.
- Fazer novos amigos.
- Reduzir dores decorrentes de problemas posturais.
- Retardar o processo degenerativo das funções vitais.
- Controlar o peso corporal.
- Aumentar a auto-estima.

Dessa forma, os exercícios auxiliarão a conquista do bem-estar físico, o que significa obter a capacidade para enfrentar com sucesso as exigências do dia-a-dia e conseqüentemente amenizar os fatores determinantes de sua dor de cabeça.

Uma nova imagem da atividade física

> "*Pronto?! Em colunas de frente para cá, agacha, levanta, coloca as mãos no chão, estende as pernas, volta, salta, e um, dois, três, quatro... Não quero ver ninguém reclamar de cansaço!... setenta e três, setenta e quatro... Sem parar!*"

Muitos de vocês possuem esta imagem sobre uma 'aula de ginástica', e provavelmente não se animariam nem um pouco a se engajar numa atividade como esta – simplesmente porque ela não é natural!

Esta imagem não se deu por acaso. O fato é que a educação física esteve, historicamente, vinculada aos aspectos militares. No entanto, para alívio de vocês, essa filosofia mudou. Você lerá, a seguir, uma sugestão de programa de condicionamento físico que visa, em primeiro lugar, proporcionar bem-estar e prazer.

Por que fazer atividade física

Além de todos os benefícios já citados, o programa visa ajudá-lo a aumentar sua resistência cardiovascular, melhorar seu fôlego, proporcionar-lhe músculos mais fortes e resistentes, movimentos mais amplos e elegantes e, principalmente, dar subsídios para que você adquira uma postura ideal e um estado de relaxamento por meio da consciência corporal.

O relaxamento conquistado pela consciência corporal

Aqui, vale destacar a importância da consciência corporal para o combate do estresse.

Consciência corporal pode ser definida basicamente como a arte de conhecer o próprio corpo, sua morfologia, capacidades e limitações em termos de amplitude de movimento, sensações de contração e relaxamento muscular, senso da posição das várias partes do corpo em relação a outras e se determinada parte está em movimento ou estagnada.

Para que você entenda melhor o que é a consciência corporal, imagine uma pessoa que passou a vida toda tensionando determinada região: a dos ombros é muito comum. Para esse indivíduo, a tensão já se tornou parte integrante do seu cotidiano e um hábito de vida. Como todo hábito é considerado algo *normal*, a tensão muscular, embora incômoda, pode ser encarada como um estado 'natural' para o executante. Ela passa a fazer parte do cotidiano dessa pessoa e aos poucos vai se tornando despercebida. O indivíduo, a partir dessa fase, não possui mais consciência dessa tensão muscular.

Essa contração pode se tornar um problema para a pessoa, pois seu gasto energético aumenta, o risco de uma contratura muscular localizada é maior, e ocorre uma diminuição do fluxo sangüíneo nessa região e nas proximidades, o que determina uma nutrição e oxigenação deficientes, fadiga e dores locais, até mesmo a tão temida dor de cabeça.

Lembre-se de que você só conseguirá sanar o problema a partir do momento em que tomar consciência dele.

Uma das formas mais eficazes de conseguir a consciência corporal é por meio da atividade física, principalmente do alongamento e dos exercícios respiratórios.

O programa

Este programa de condicionamento físico foi dividido em quatro partes:

1. Aquecimento.
2. Caminhada.
3. Exercícios localizados.
4. Alongamento e exercícios respiratórios.

O programa foi elaborado de forma genérica, ou seja, de acordo com os resultados apresentados pela maioria das pessoas. No entanto, é importante ter em mente que existem variáveis específicas para cada pessoa. Desse modo, cabe a você ter consciência suficiente para não exceder seus limites e procurar sempre um profissional de saúde competente, bem como da área de educação física, para acompanhá-lo durante os treinamentos.

Recomendações gerais

1. Use roupas leves e confortáveis que permitam total liberdade de movimentos.
2. Use calçados apropriados.
3. Cuidado ao exercitar-se em temperaturas muito altas. Em dias de calor excessivo, não se esqueça de beber água além do seu habitual. Em temperaturas muito baixas, agasalhe as extremidades do corpo (mãos, pés e cabeça) e inicie sua atividade

física com agasalho(s). À medida que for se sentindo aquecido, vá tirando-o(s). Procure não deixar a roupa molhada em contato com o corpo após a atividade física.
4. Não inicie seu programa logo após uma refeição pesada. porém, treinar em jejum também não é recomendável.
5. O hábito do fumo e do álcool são especialmente prejudiciais à saúde e interferem negativamente com a obtenção de bons resultados.

Consulte seu médico caso esteja tomando algum medicamento. Procure-o também caso sinta qualquer dos seguintes sintomas: fadiga excessiva, tonturas, sensação de batimentos cardíacos irregulares, pressão no peito, falta de ar e freqüência cardíaca muito alta.

Aquecimento

O aquecimento é a primeira parte de seu programa, porque é nesta fase que você irá preparar a musculatura para o exercício. Aumentando a temperatura corporal através do aquecimento, você evita lesões e a sobrecarga no seu organismo. O aquecimento estimula a musculatura a utilizar de forma correta a fonte energética ideal no exercício e a manter a amplitude articular necessária durante a prática do movimento. Serve, também, para acalmar aquelas pessoas "afobadas", que possuem como característica uma freqüência cardíaca e respiratória aceleradas e um gasto energético maior. Esses fatores prejudicam o desempenho da atividade física.

Os exercícios de aquecimento

Realize os exercícios de aquecimento de forma lenta e sem exageros. Lembre-se de que você está apenas preparando seu organismo para começar o programa de atividade física.

Esses exercícios serão realizados em pé.

1. Apóie suas mãos em uma parede. Coloque a perna direita estendida e afastada um passo (grande) atrás da perna esquerda e a mantenha ligeiramente flexionada. Apóie toda a sola do pé direito no chão e transfira o peso de seu corpo para a perna de trás. Você estará alongando a região de trás da perna direita ("barriga da perna"). Fique nessa posição por vinte segundos e repita o exercício com a outra perna (fig. 1).

2. Flexione a perna direita para trás, dobrando o joelho, e com a mão esquerda segure esse pé. Mantenha a perna que está apoiada no chão semiflexionada e o quadril voltado para a frente. Se sentir necessidade, apóie-se para obter maior equilíbrio. Você sentirá o alongamento da região da frente da coxa da perna direita. Faça o exercício por vinte segundos e repita-o com a outra perna (fig. 2).

3. Apóie o calcanhar da perna direita sobre uma barra de altura compatível com suas possibilidades. Mantenha essa perna estendida, e a que está apoiada no chão levemente flexionada. Com o tronco ereto e voltado para a frente, tente aproximar a parte inferior do abdome da parte superior das coxas. Sustente o movimento por vinte segundos e realize o mesmo exercício com a outra perna (fig. 3).

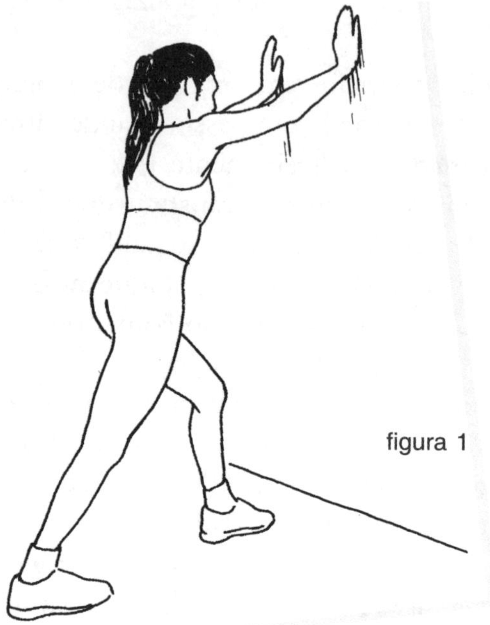

figura 1

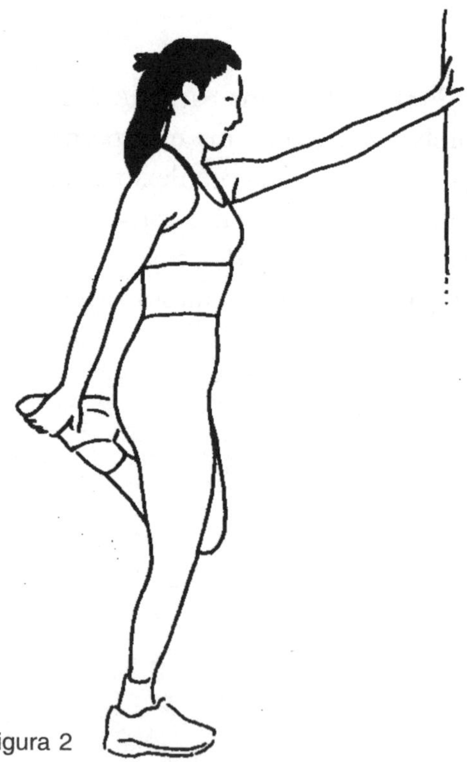

figura 2

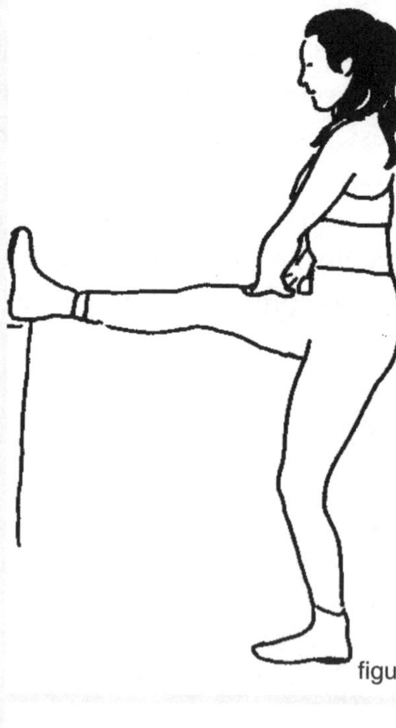

figura 3

O bem-estar físico conquistado por meio da caminhada

A alta tecnologia tem levado muitas pessoas a evitar a caminhada como forma de locomoção, pois elas estão acostumadas a comodidades como carros, elevadores, escadas rolantes e *walk machines*. Desse modo, carregam sobre si as conseqüências de uma vida sedentária, com diminuição da resistência cardiovascular, da amplitude do movimento e da postura deficiente.

Para desvinculá-las desses problemas, escolhemos a caminhada como forma de trabalho aeróbico (treinamento da capacidade cardiorrespiratória) por ser uma atividade fundamental da espécie humana e de fácil execução.

A caminhada ajudará você a aumentar seu "fôlego", a ter uma postura melhor e a obter o bem-estar físico. Apesar de ser considerada uma atividade natural e de fácil execução, existem algumas considerações importantes sobre ela.

Considerações sobre a caminhada

1. *Técnica*: a postura do corpo é extremamente importante durante a caminhada, pois interfere diretamente em sua técnica e eficiência. Desse modo, procure adotar a seguinte postura em sua caminhada:

- Mantenha a cabeça numa posição neutra, equilibrada, sem estar inclinada para nenhum dos lados. O queixo deve ficar paralelo ao chão.
- Os ombros devem ficar relaxados, voltados para baixo e para trás. Quando estão contraídos e elevados, provocam tensão e dores no pescoço e impedem o balanço dos braços.
- Direcione o peito para a frente.
- Mantenha o quadril *encaixado*, de modo que se alinhe à região inferior da coluna (lombar). Para tanto, contraia os músculos

abdominais (barriga) e faça um movimento da pelve para a frente.

- Os braços devem realizar um balanço natural e em oposição às pernas. Eles devem balançar para a frente e para trás, passando pela lateral do corpo, e nunca devem cruzar o centro do tronco. Pessoas que já caminham há muito tempo podem flexionar os braços, dobrando os cotovelos num ângulo de noventa graus, e acelerar seus movimentos. Tal postura acelerará o ritmo das passadas.
- A passada deve ser natural e de acordo com a possibilidade de cada um. A passada exagerada não é a mais eficiente.
- Os pés devem ficar voltados para a frente, e o calcanhar deve ser a primeira parte a tocar o solo. Os dedos são os últimos a encontrar o chão.
- A inclinação excessiva do tronco para a frente pode ser prejudicial, acarretando dor na região lombar.

2. *Local*: procure variar os locais de sua caminhada. Isso proporcionará mais motivação. Mas certifique-se primeiro sobre as condições do lugar, e evite terrenos irregulares (esburacados).
3. *Intensidade do exercício*: você pode variar a intensidade de seu exercício de várias maneiras. Caso queira que sua caminhada se torne mais difícil, você pode acelerar suas passadas, caminhar em diferentes tipos de solo, como na areia. No entanto, não modifique mais do que uma variável ao mesmo tempo!
4. *Iniciante*: procure trabalhar sempre no limite inferior de sua faixa de treinamento, que será demonstrada na *Tabela de freqüência cardíaca de treinamento aeróbico*. Preste bastante atenção à sua postura durante a caminhada. É melhor acelerar o passo somente depois de ter segurança de que sua técnica está adequada. Caminhe em terrenos planos.

Agora que você já aprendeu a técnica da caminhada, passaremos à explicação do *Programa de caminhada*. Ele foi dividido em estágios, e cada um corresponde a uma semana de treinamento *mínimo* de cinco vezes por semana. Na minha opinião, esta é a quantidade mínima necessária para que se tenha uma boa resposta. Contudo, repito: não exagere na intensidade! O excesso de exercício pode provocar lesões, aumentar o processo de oxidação, dor, processos inflamatórios, degenerativos e acelerar o envelhecimento!

Comece sempre pelo primeiro estágio. Caso sinta que ele está muito fácil, passe para um nível mais avançado. Mas, cuidado, pois existe um nível ideal de intensidade ou de esforço que lhe garantirá maior aquisição de condicionamento físico. Esse nível é determinado pela freqüência cardíaca, ou seja, pelo número de batimentos de seu coração por minuto.

Veja na *Tabela de freqüência cardíaca de treinamento aeróbico* (a seguir) quais são as freqüências cardíacas correspondentes à sua idade. O menor valor corresponde ao limite inferior, o que significa que abaixo desse valor você não estará trabalhando na intensidade desejável. Por sua vez, trabalhar acima do maior valor também não é saudável. Portanto, procure exercitar-se dentro da faixa de treinamento recomendada. Caso sua freqüência cardíaca esteja além do recomendado, diminua seu ritmo. Porém, se ela estiver aquém do indicado, acelere o passo!

Tabela de freqüência cardíaca de treinamento aeróbico

Idade	Limite inferior da freqüência cardíaca	Limite superior da freqüência cardíaca
20	120	160
25	117	156
30	114	152
35	111	148
40	108	144

Idade	Limite inferior da freqüência cardíaca	Limite superior da freqüência cardíaca
45	105	140
50	102	136
55	99	132
60	96	128
65	93	124
70	90	120
75	87	116
80	84	112

Determinando seu pulso (freqüência cardíaca)

1.a. Encontre o pulso colocando os dedos indicador e médio de um dos lados do pescoço, ao lado da garganta. Procure agora sentir a pulsação da artéria dessa região. Pressione-a levemente, para que sua freqüência cardíaca não sofra alterações (fig. 4a). Por favor, não pressione os dois lados ao mesmo tempo – você não quer obstruir desnecessariamente a subida do sangue para seu cérebro!

1.b. Ou encontre o pulso deslizando os dedos indicador e médio de uma das mãos sobre o polegar da outra mão com a palma voltada para cima, traçando uma linha até o punho. Pressione levemente e procure até encontrar seus batimentos cardíacos (fig. 4b).

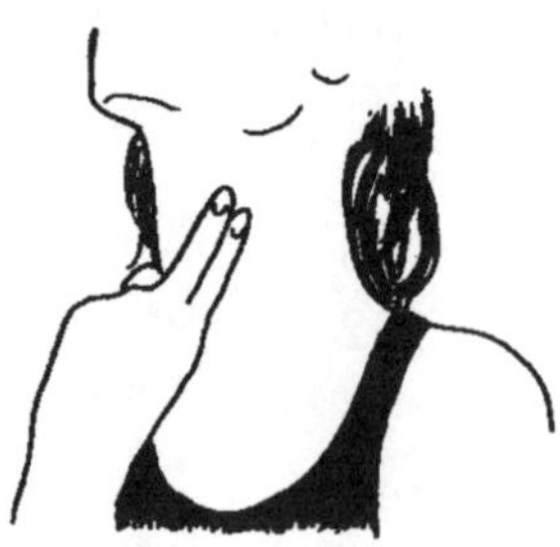

figura 4a

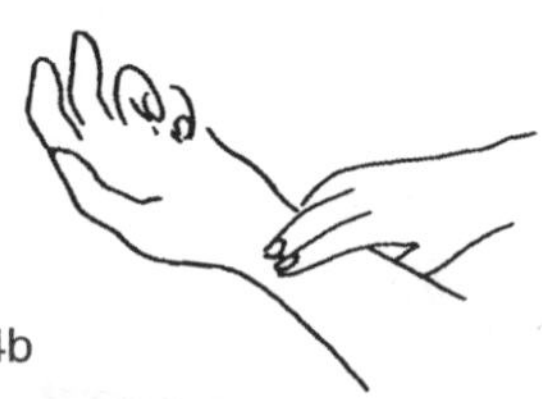

figura 4b

2. Conte os batimentos cardíacos durante quinze segundos.
3. Multiplique esse número por quatro para obter o número de batimentos por minuto (quinze segundos vezes quatro é igual a um minuto).
4. Para determinar a freqüência cardíaca após o exercício, controle o pulso por quinze segundos imediatamente depois do término da atividade. Sempre que sentir necessidade, verifique seus batimentos durante o treinamento.

Teste da conversa

Embora não seja muito preciso, o teste da conversa poderá ajudálo a perceber se o exercício está sendo muito intenso para você nos três primeiros meses. Experimente conversar com alguém durante uma caminhada. Caso sinta dificuldade em completar a frase inteira por ficar ofegante, é sinal de que o exercício está além de seu limite de treinamento.

Os exercícios localizados como forma de aquisição da consciência corporal

Nesta seção de seu programa de condicionamento físico você estará desenvolvendo principalmente os aspectos que se referem à consciência corporal, ou seja, ao conhecimento dos músculos envolvidos no exercício. Para aqueles que não executavam nenhuma forma de atividade física, esses exercícios também serão importantes para a aquisição de força muscular.

Durante este trabalho, concentre-se no movimento que está realizando, procurando sentir a contração e o relaxamento musculares. Perceba a diferença existente entre essas duas atitudes. Observe também de onde parte seu movimento, quais são os músculos envolvidos para executá-lo, ou, ainda, verifique como estão as outras partes de seu corpo: se relaxadas e bem posicionadas.

Talvez você esteja pensando qual a razão de ter de despender tanta concentração num trabalho desse. Lembre-se do que já foi dito antes: um trabalho desse tipo o ajudará a conhecer seu próprio corpo, possibilitando-lhe, em situações do dia-a-dia, perceber quando sua musculatura está contraída em função de situações estressantes. Uma vez detectado o problema, você terá condições de amenizá-lo por meio do alongamento.

Por este motivo é que todos os exercícios devem ser realizados de forma lenta, firme e com trabalho respiratório simultâneo.

Procure respirar profundamente, utilizando toda a sua capacidade pulmonar. Aumente o volume da caixa torácica e também do abdome na inspiração. Expire no dobro de tempo da inspiração e durante a fase de maior esforço do exercício.

Retraia a musculatura do abdome durante a expiração.

Os exercícios localizados

Os exercícios de números 1 a 5 serão realizados partindo da seguinte posição: deitado de costas, com os joelhos flexionados e os pés apoiados no chão e afastados na largura do quadril. Em todos os próximos exercícios, realize duas séries de 20 repetições cada. Entre as séries, dê um intervalo de aproximadamente 30 segundos. Faça os exercícios sobre um colchonete ou um tapete macio.

figura 5a

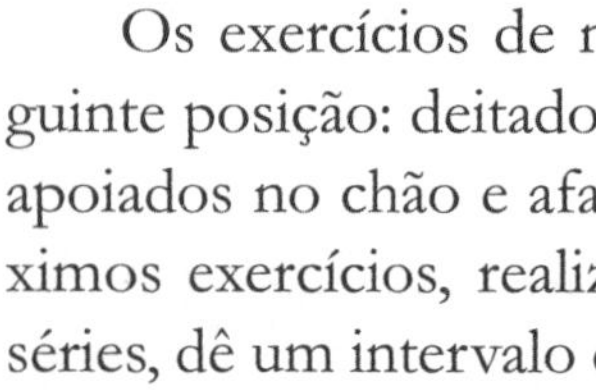

1. Deixe os braços abertos na mesma linha que os ombros. Eleve-os lentamente estendidos acima do peito, contraindo os músculos dessa região, de modo que suas mãos se encontrem no alto. Volte devagar à posição inicial (figs. 5a e 5b).

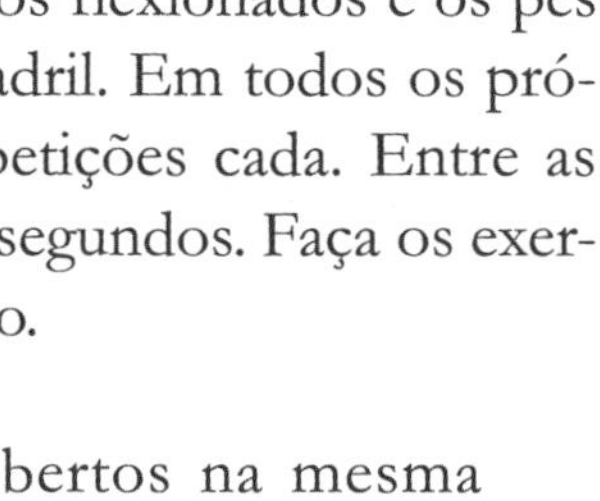

figura 5b

figura 6

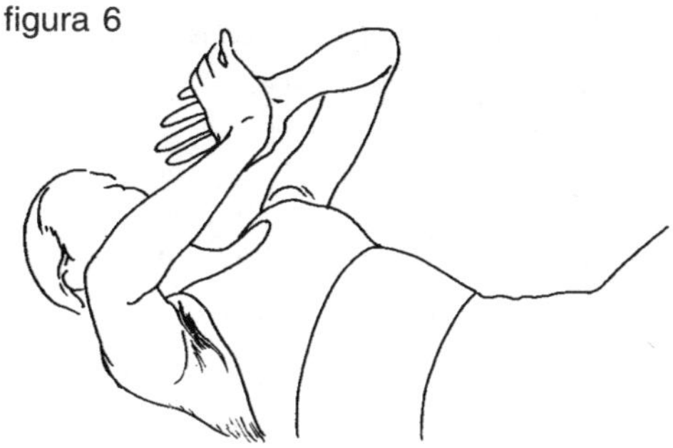

2. Deixe os braços elevados na linha do peito. Flexione (dobre) os cotovelos até que suas mãos se encontrem no centro de seu tronco. Os antebraços ficam paralelos ao solo. Realize a contração do peitoral ao pressionar uma palma da mão contra a outra. Contraia e relaxe em seguida (fig. 6).

3. Mantenha os braços estendidos ao longo do corpo. Faça uma pressão da cabeça contra o chão e relaxe. Você sentirá a contração e o relaxamento da musculatura de trás do pescoço.

4. Deixe os braços estendidos ao longo do corpo. Lentamente, vá afastando-os do tronco, mas mantendo-os sempre próximos do chão e numa trajetória paralela ao solo. Os braços afastam-se até o ponto em que formam uma diagonal entre os ombros e a cabeça. Volte devagar à posição inicial. Perceba a contração dos ombros e sinta suas escápulas ("asas das costas") sendo colocadas no chão (figs. 7a e 7b).

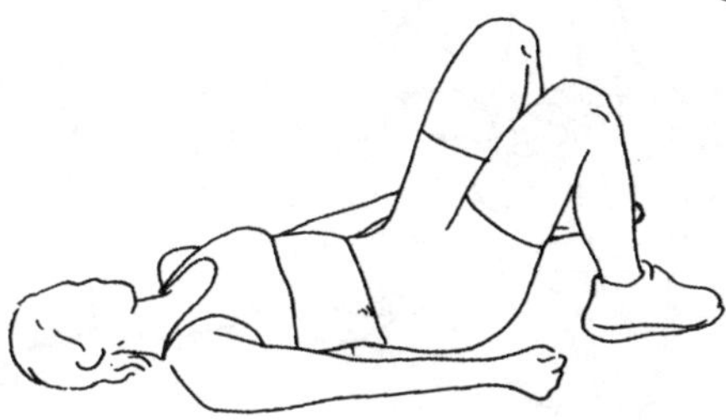

figura 7a

. Deixe os braços ao longo do corpo. Faça uma inspiração bem profunda, expandindo seu abdome como se ele fosse uma bexiga de ar. Expire pressionando a lombar contra o chão, contraindo o abdome.

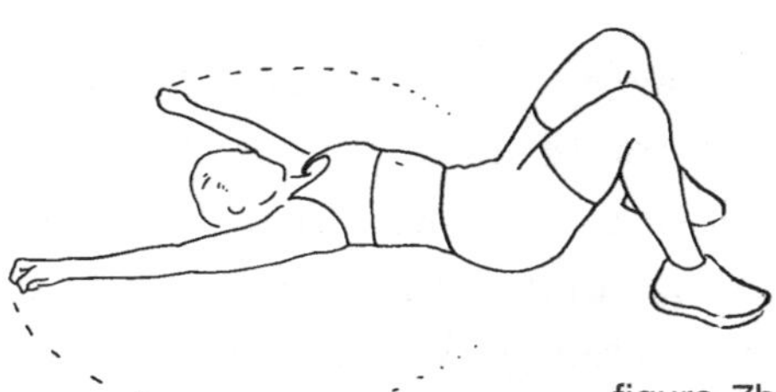

figura 7b

Os demais exercícios serão realizados partindo da seguinte posição: deitado, com as pernas estendidas e a barriga para baixo.

6. Deixe os braços estendidos ao longo do corpo e as palmas das mãos voltadas para cima. Deixe a cabeça centralizada e apóie a testa no chão ou sobre uma toalha dobrada. Eleve os braços em direção ao teto e volte lentamente (fig. 8).

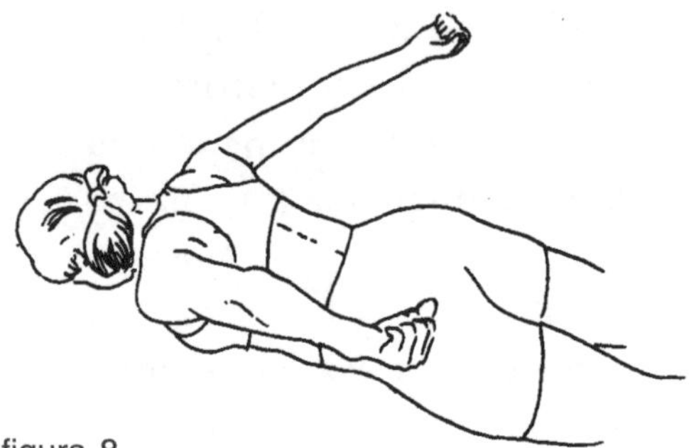

figura 8

7. Coloque as mãos entrelaçadas atrás da cabeça. Deixe a testa apoiada como no exercício anterior. Agora, direcione os cotovelos para o alto, de maneira que você sinta que suas escápulas estão se "fechando" (fig. 9).

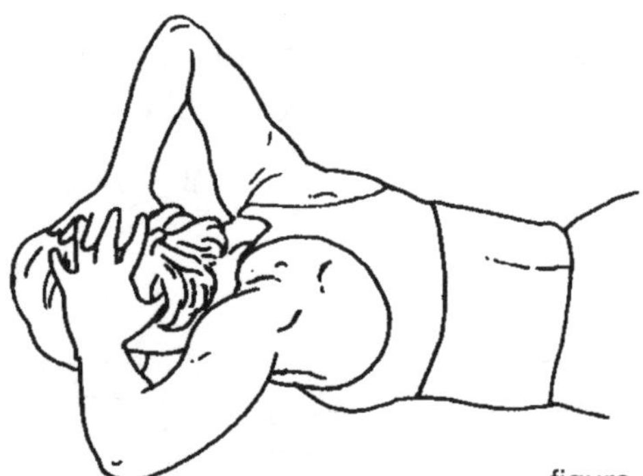

figura 9

Alongamento: uma das formas mais prazerosas de conseguir o relaxamento.

Agora que você já realizou o trabalho de exercícios localizados, é importante fazer um alongamento para aliviar as tensões provocadas pela contração muscular. O alongamento também pode ser praticado em qualquer outro momento do dia, durante o trabalho, quando você estiver tenso, ou mesmo depois de acordar; enfim, sempre que você sentir necessidade.

Esta última sessão de treinamento o ajudará a:

- Manter a elasticidade muscular.
- Prevenir lesões musculares.
- Promover movimentos mais soltos e elegantes.
- Aliviar as tensões provocadas pelo dia-a-dia, promovendo o relaxamento.
- Adquirir uma consciência corporal, por requerer alto grau de concentração e desligamento das atividades exteriores.

Recomendações

- Escolha um local tranqüilo e confortável, um tapete macio ou um colchonete. Evite realizar os exercícios sobre a cama.
- Se possível, coloque uma música calma.
- Os exercícios e suas transições devem ser realizados de forma lenta, gradativa e relaxada.
- Faça os exercícios de forma confortável, sentindo a eficiência de seu trabalho; mas não sinta dor. Não ultrapasse seus limites nem tente fazer mais no dia seguinte. A regularidade e o relaxamento muscular são o segredo.
- Execute três vezes cada exercício durante 10 a 30 segundos.
- Alongue até onde sentir uma pequena tensão muscular. Sustente essa posição durante o tempo determinado. Em seguida, volte à posição inicial.
- A princípio, conte o tempo silenciosamente. Após certa prática, concentre-se em suas próprias sensações, sem se distrair com contagens.

Exercícios de alongamento

Os cinco primeiros exercícios têm como objetivo principal alongar, descongestionar e relaxar a musculatura do pescoço. Devem ser realizados em pé, com as pernas afastadas na largura do quadril; pés paralelos, ligeiramente voltados para o lado; joelhos semiflexionados; quadril encaixado (para isso você deve contrair o abdome e os glúteos).

1. Entrelace as mãos atrás da cabeça e leve o queixo próximo ao peito; coloque o peso de seus braços sobre a cabeça, aproximando os cotovelos, e relaxe os ombros. Fique o tempo necessário para alongar e em seguida volte à posição inicial (fig. 10a: posição correta; fig. 10b: posição incorreta).

figura 10 a

Correta

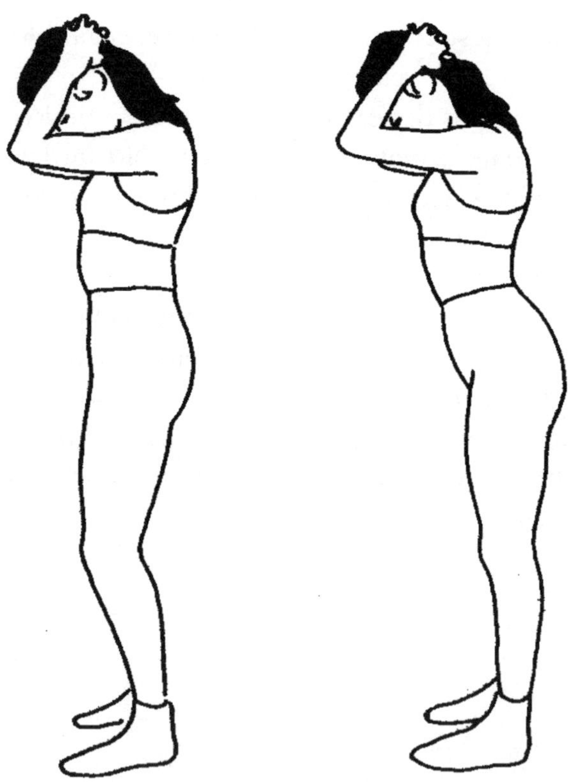

figura 10 b

Incorreta

2. Coloque sua mão direita na parte posterior da cabeça, mais para o lado esquerdo. Aproxime o queixo do peito, levando a cabeça – que deve estar posicionada de forma que você consiga olhar por baixo de seu braço direito – para o lado direito. Fique o tempo necessário para alongar e em seguida volte à posição inicial (fig. 11).

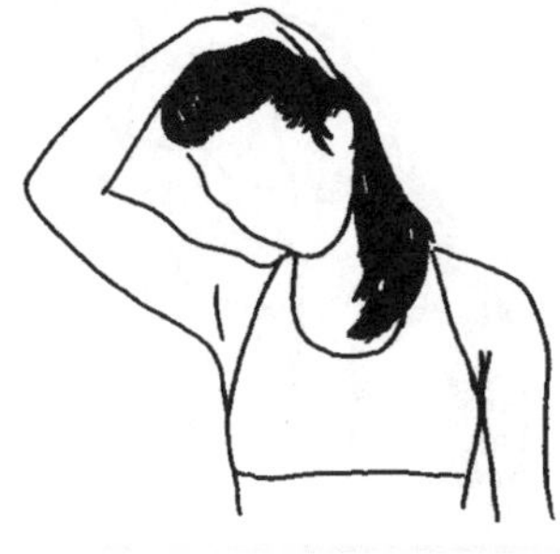
figura 11

3. Faça o mesmo exercício, alongando agora o lado direito. *Obs.*: é freqüente o aparecimento de torcicolo nas pessoas que possuem muita tensão na região cervical. Se você se enquadra nesse grupo, evite contrair os músculos da região de maior dor, ou seja, se a dor está localizada no lado esquerdo, faça o exercício 2; se ela estiver no lado direito, faça o exercício 3. Se você estiver sem dor, faça todos os exercícios. Fique o tempo necessário para alongar e em seguida volte à posição inicial.

4. Coloque seus braços ao longo do corpo e relaxe os ombros. Deixe sua cabeça cair para a frente de modo que seu queixo se aproxime do peito. Com o queixo para baixo, balance a cabeça, como um pêndulo, de um lado para o outro, de forma que sua orelha se aproxime de seu ombro. Fique o tempo necessário para alongar e em seguida volte à posição inicial (figs. 12a, 12b e 12c).

figura 12 a
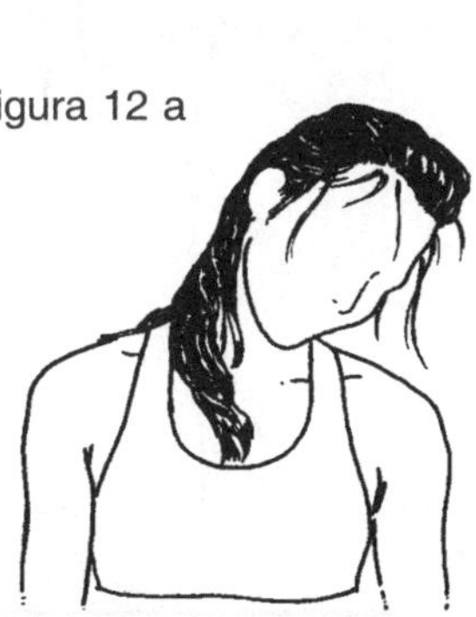

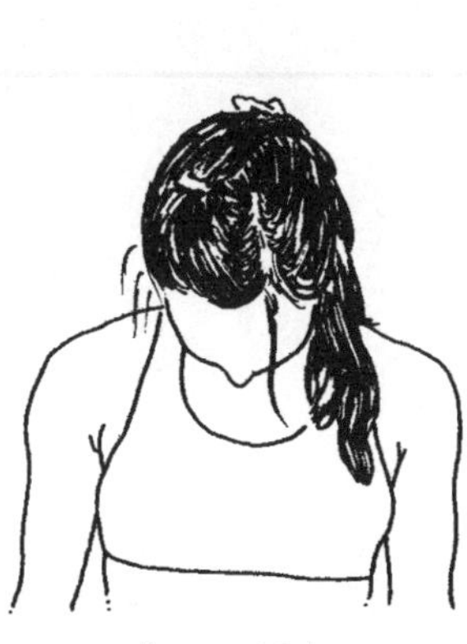
figura 12 b

figura 12 c
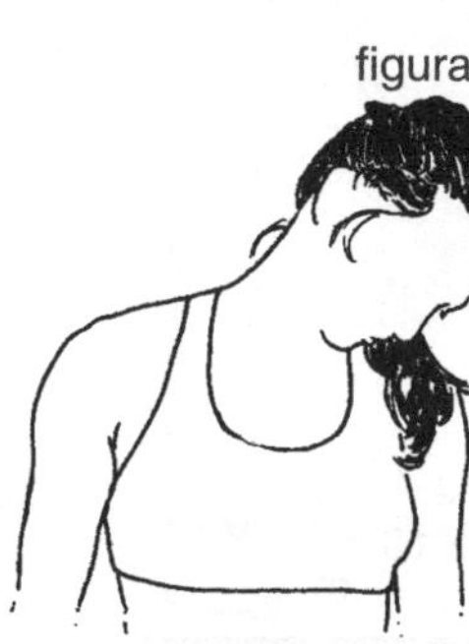

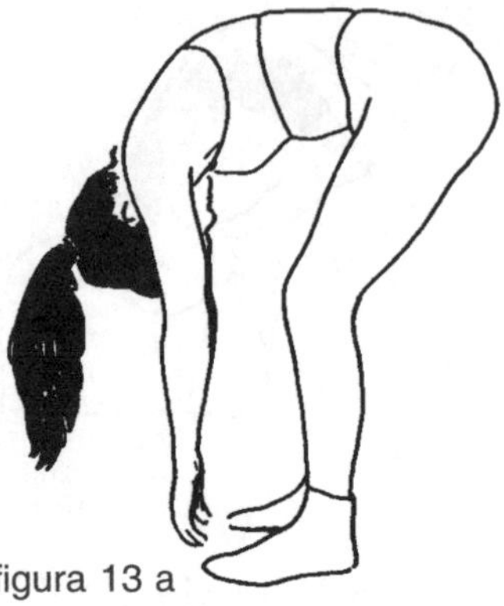

figura 13 a

5. Flexione o tronco para a frente, projetando a cabeça e os braços para baixo, deixando-os da forma mais natural, soltos e relaxados. Lembre-se de flexionar e afastar as pernas na largura do quadril e de deixar os pés ligeiramente voltados para o lado antes de iniciar o exercício. Fique o tempo necessário para alongar e em seguida volte à posição inicial (*Obs.*: se você estiver com dor de cabeça, evite essa posição). Para voltar à posição inicial (em pé), continue com as pernas flexionadas e a cabeça para baixo em todo o movimento; essas duas partes serão as últimas a se levantar. Comece a "desenrolar", colocando seu quadril sobre a coxa, e deixe o restante das costas arredondadas. Imagine que você está empilhando suas vértebras uma a uma, iniciando pelas inferiores e terminando pelas superiores. Para finalizar, erga a cabeça e estenda as pernas (figs. 13a, 13b, 13c e 13d).

figura 13 b

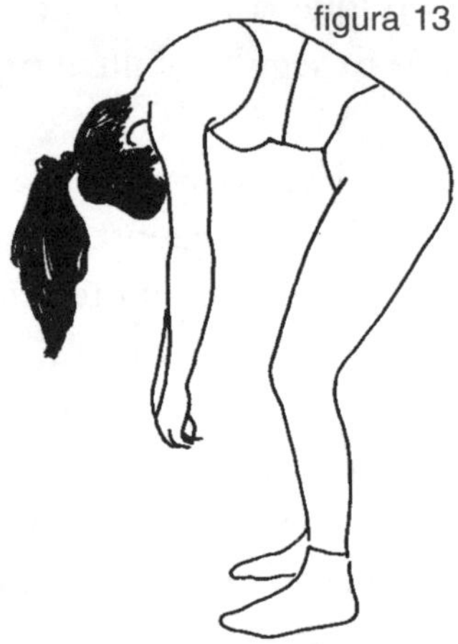

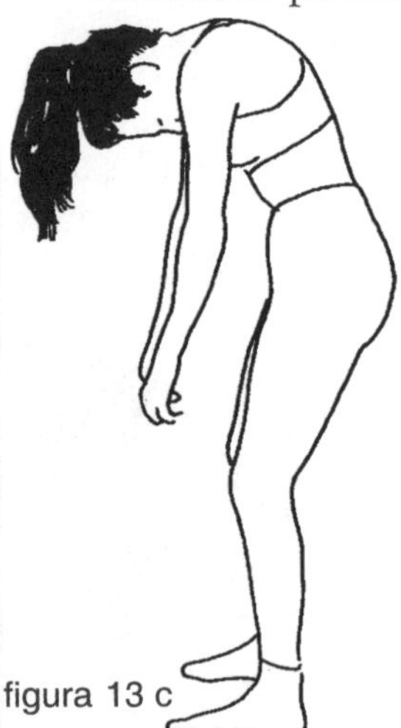

figura 13 c

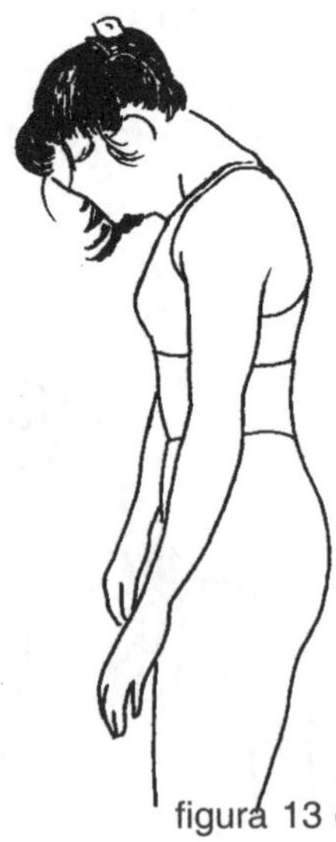

figura 13 d

5.1. *Variação*: com o tronco flexionado para a frente, balance-o de um lado para o outro. Fique o tempo necessário para alongar e em seguida volte à posição inicial. Proceda da mesma forma para retornar à posição ereta.

Os próximos exercícios serão realizados deitado, em decúbito dorsal (de costas), em um colchonete.

figura 14

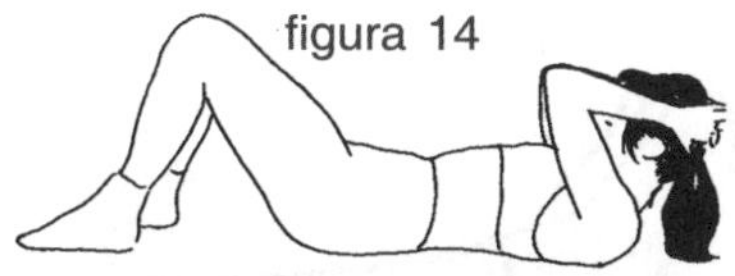

1. Com as pernas flexionadas e os pés apoiados no chão, entrelace as mãos atrás da cabeça. Aproxime o queixo do peito. Deixe o peso da cabeça cair sobre as mãos e relaxe os ombros. Volte à posição inicial (fig. 14).

1.1. *Variação*: se você estiver realizando o exercício com facilidade, gire a cabeça lentamente de um lado para o outro, sem empurrá-la com as mãos para não sobrecarregar o pescoço. Volte à posição inicial.

figura 15

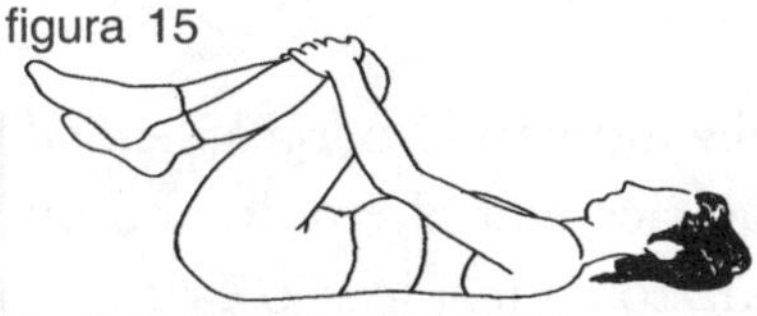

2. Aproxime as pernas do tronco e abrace-as. Movimente o tronco de um lado para o outro, mantendo-se em equilíbrio, e as costas apoiadas no chão. Este movimento lembra uma cadeira de balanço vista lateralmente. Faça este movimento pelo tempo que sentir necessário (fig. 15).

3. Com as pernas estendidas e apoiadas no chão, eleve a perna direita, e com as mãos aproxime-a do tronco, mantendo-a estendida. Para aqueles que têm dificuldade, coloque uma toalha na sola do pé e puxe a perna em direção ao tronco com a ajuda da toalha. Faça o mesmo com a outra perna (fig. 16).

figura 16

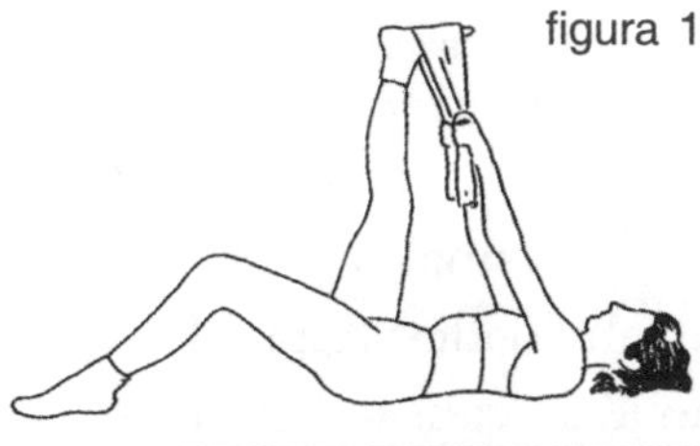

Para relaxar

Enrole uma toalha e faça um travesseiro. Coloque uma cadeira ou banco em frente ao local que você escolheu para relaxar, no chão. Apóie suas pernas na cadeira (a perna deve formar um ângulo de aproximadamente 90º em relação à coxa). Coloque o rolo de toalha na nuca e certifique-se de que sua postura está correta. Feche os olhos e comece a respirar (fig. 17).

figura 17

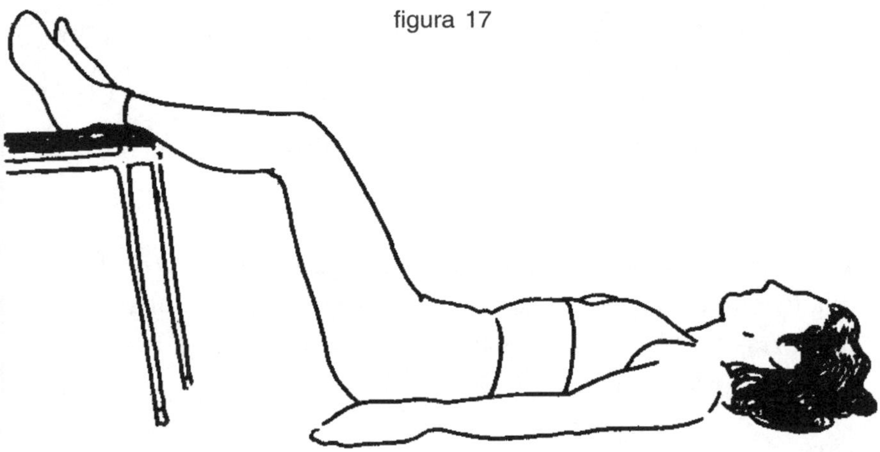

Procure respirar profundamente, utilizando toda sua capacidade pulmonar. Aumente o volume da caixa torácica e também do abdome na inspiração. Comece a contar de um a quatro na inspiração e de um a oito na expiração. Concentre-se em captar o máximo de ar que seu pulmão suportar e também a expirar o máximo.

Este exercício, além de provocar um relaxamento, o ajudará a amenizar as dores provocadas pela má postura e a melhorar seu alinhamento postural.

Ao terminar, concentre-se nas suas sensações!

Ao final dos exercícios, a cada dia, pare um pouco e pense sobre as atividades feitas. Perceba quais as sensações de seu corpo e sinta aquele "cansaço gostoso" após a atividade física.

Essa sensação de cansaço reflete-se em dormir melhor, aliviar as tensões, prevenir as dores de cabeça; enfim, ela se transforma em bem-estar. Agora, imagine se você realizar seu programa sistematicamente. O bem-estar terá um efeito cumulativo, como se você estivesse fazendo uma aplicação numa poupança e investindo em sua saúde. Invista na atividade física saudável; seu saldo de saúde será positivo.

Capítulo 9

A conexão hormonal

Você já notou que a enxaqueca afeta mais as mulheres que os homens? Existem muitos homens com enxaqueca, porém muito mais mulheres!

Crianças têm enxaqueca em igual proporção, ou seja, para cada menino enxaquecoso, existe uma menina. No entanto, a partir da puberdade, as coisas mudam. Para cada homem enxaquecoso, existem de quatro a cinco mulheres sofredoras do mesmo mal! E mais: na maioria dos casos, a manifestação dos sintomas da doença parece ser pior (mais intensa e freqüente) nas mulheres. É também a partir da puberdade que acontecem amplas mudanças hormonais, diferentes para meninos e meninas.

A época da vida em que ocorre a primeira menstruação costuma coincidir com o momento em que a enxaqueca se inicia. Mas a primeira crise de enxaqueca também pode ter início após um parto – é impressionante o número de mulheres que afirmam ter começado a sofrer de dores de cabeça logo depois de terem dado à luz!

Já durante a gravidez, a maioria apresenta enorme melhora da enxaqueca, especialmente a partir do segundo trimestre. É comum a dor sumir completamente durante esse período. Muitas pacientes já me procuraram dizendo que gostariam de ficar grávidas para sempre, de tão bem que se sentiram durante esse período. Infelizmente, após o parto, o problema recomeça. É de conhecimento geral que, durante a gravidez, a mulher passa por alterações hormonais significativas.

A pílula anticoncepcional, assim como todos os outros métodos contraceptivos que envolvem a utilização de drogas com ação hormonal (implante hormonal, *patch*, anel vaginal, DIU com hormônio) também agravam a enxaqueca. Pior de tudo são as afirmações que ouvimos de alguns médicos, inclusive na mídia, de que a pílula anticoncepcional não faz mal. Nos dias de hoje, ela é utilizada em larga escala não só para evitar a gravidez, mas também para tratar sintomas como espinhas na pele, cistos de ovário, irregularidades menstruais e até TPM. Para muitas pessoas, falar mal da pílula é tabu. Pílula não faz mal! Será?

Existe também o caso da menopausa. Acredita-se, hoje, que muitos dos sintomas comuns à época da menopausa sejam causados, na verdade, por uma combinação de fatores, como dieta inadequada, estilo de vida pouco saudável, certos poluentes, uso incorreto de drogas com ação hormonal.

Muitas enxaquecas simplesmente vão embora após a menopausa. Esse período traz, naturalmente, uma melhora na maioria das enxaquecas. A não ser que você faça a assim chamada "terapia de reposição hormonal", porque, neste caso, a dor piora.

Equilíbrio hormonal

Quando se fala em equilíbrio hormonal, a impressão que se tem é a de algum bicho-de-sete-cabeças. Mas não é!

Pense em equilíbrio como um conceito simples. Uma balança de pratos, a mais simples de todas, é a melhor comparação. Para haver equilíbrio, os dois pratos da balança precisam estar alinhados. E isso acontece sempre que existirem dois pesos, um em cada lado da balança, exercendo forças iguais. *Duas forças iguais, porém opostas*: Esta é a grande chave para compreender o conceito.

A diferença mais fundamental entre um homem e uma mulher é que, a partir da puberdade até a menopausa, a mulher possui um equilíbrio dinâmico entre duas forças hormonais. São elas:

1. o estrógeno (ou estrogênio, ambos os termos são sinônimos); e
2. a progesterona.

O estrógeno é produzido pelos ovários a partir do primeiro dia de cada ciclo menstrual. O que o produz, nos ovários, são estruturas internas chamadas folículos ovarianos. Dentro de cada folículo encontra-se um óvulo em potencial. É como se os folículos fossem *casinhas* onde *moram* os óvulos.

Sempre que vem a menstruação, é sinal de que terminou um ciclo menstrual e, portanto, começou um novo. O último dia do ciclo anterior é também o primeiro do seguinte.

A cada ciclo menstrual são desenvolvidos, nos ovários, graças a um sinal hormonal vindo do cérebro, de algumas unidades a centenas de folículos e respectivos óvulos. Novamente, imagine os folículos como *casinhas* dentro das quais *moram* os óvulos.

Entendeu? Recapitulando: os folículos, dentro dos ovários, abrigam um óvulo em potencial. E eles começam a produzir estrógeno bem no início de cada ciclo menstrual.

Este estrógeno promove o crescimento da parte interna do útero (conhecida como endométrio), o que é muito importante, porque foi justamente ela que *descamou* na última menstruação e que precisa ser refeita num prazo médio de 14 dias, época em que deverá estar pronta para acomodar, quem sabe, um embrião.

Conclusão: as células do endométrio respondem à presença de estrógeno, dividindo-se maciçamente, gerando, assim, mais células.

Acontece que não apenas as células do endométrio, mas *todas* as células do nosso corpo e cérebro que possuam um receptor de estrógeno são influenciadas por ele. Uma dessas influências é no sentido de elas se multiplicarem e se dividirem – como é o caso, por exemplo, das células mamárias e das de gordura. O estrógeno também propicia a retenção de líquido pelo corpo. Todas essas funções são úteis e necessárias, desde que tudo esteja em equilíbrio.

Equilíbrio é a palavra-chave! Em condições normais, por exemplo, a retenção de líquido compensa a perda de líquido ocorrida na menstruação!

No sistema nervoso (cérebro), o estrógeno possui uma ação estimulante. Em situação de equilíbrio, isto se traduz por uma fase mais ativa – mental e fisicamente –, além de maior propensão à atividade sexual. Os níveis de estrógeno atingem um pico máximo pouco antes da ovulação. É justamente nesta fase que outros animais entram no cio e nos quais é possível observarmos muito mais nitidamente a ação estimulante deste hormônio, traduzida pelo comportamento mais agitado.

Conforme os dias passam, os vários folículos vão crescendo. Alguns chegam até a superfície do ovário, exercendo pressão para fora e criando *bolhas* na superfície, como se quisessem explodir e soltar o óvulo que abrigam dentro de si.

É exatamente isto o que acontece por volta da metade do ciclo menstrual, quando ocorre um novo sinal hormonal do cérebro, graças ao qual um dos óvulos rompe a parede da *casinha* (folículo) que o abrigava. É a ovulação!

Este óvulo vai se encaminhar para o útero, via trompa. Enquanto isso, seu folículo, agora rompido, passa a se chamar corpo lúteo, que, por sua vez, começa a produzir um hormônio diferente: a progesterona. Este novo hormônio passa a predominar, portanto, na segunda fase do ciclo menstrual.

A progesterona atua de maneira oposta ao estrógeno. Lembra-se da balança de pratos? É como se ambos estivessem em lados opostos de uma gangorra, balançando em equilíbrio dinâmico para um lado e para outro, alternadamente.

A progesterona interrompe a proliferação celular provocada pelo estrógeno. O endométrio (camada interna do útero) pára de crescer e apenas se mantém no lugar graças à ação deste hormônio, que favorece a presença de nutrientes (sangue e oxigênio) no local. As células gordurosas e mamárias recebem o *recado* para não mais se proliferarem. Ao contrário, chega a ocorrer até mesmo uma absorção do tecido gorduroso.

A progesterona também promove a perda do líquido a mais que possa ter sido retido pelo corpo.

No sistema nervoso (cérebro), ela atua como uma espécie de calmante, apaziguando os ânimos, dando a sensação geral de bem-estar. Toda essa sensação *zen* costuma ser muito perceptível na gravidez, época em que os níveis de progesterona estão muito altos.

Caso o óvulo, no seu percurso pela trompa em direção ao útero, venha a ser fertilizado por um espermatozóide, dá-se início à gravidez. Durante a gestação, a progesterona passa a ser produzida pela placenta, que a fabrica em quantidades progressivamente maiores, e é muito comum a sensação de extremo bem-estar e paz à medida que a gravidez avança, especialmente no terceiro trimestre, época em que a produção de progesterona está no seu máximo. Não é raro, durante essa fase, que as enxaquecas diminuam em intensidade ou desapareçam completamente – verdadeiras 'férias' da enxaqueca! – até depois do parto.

Por ocasião do parto, vai-se a placenta, que fabricava toda a progesterona, e, de um dia para outro, a concentração desse hormônio desaba. Coincidentemente, a enxaqueca costuma retornar após o parto.

Por outro lado, quando não ocorre a gravidez, a capacidade que o corpo lúteo possui de produzir progesterona vai se esgotando progressivamente ao longo de duas semanas. Sem progesterona, o endométrio não se mantém e descama. É um ciclo menstrual que termina, dando início ao seguinte, e assim por diante.

Bagunçando o equilíbrio

Um sistema de equilíbrio hormonal tão delicado e complexo como o descrito acima não deveria ser perturbado desnecessariamente.

No entanto, em tempos atuais, estamos a todo momento perturbando esse equilíbrio, por meio de coisas que ingerimos ou entramos em contato físico.

Os receptores de estrógeno e progesterona no cérebro, ovários e restante do organismo encontram-se repletos de hormônios alterados, artificiais. Nossos hormônios de fabricação própria estão se alterando graças ao nosso comportamento e ao ambiente externo, ao passo que os hormônios artificiais de fora do nosso corpo imitam caoticamente os que produzimos.

Um exemplo de comportamento capaz de alterar, desequilibrar, desregular nossos hormônios é o sono: já está demonstrado que quanto menos melatonina é produzida pelo nosso cérebro, maior a ação do estrógeno. E a melatonina é produzida durante as horas de sono, na escuridão total. Basta não dormir o suficiente para aumentar os níveis de estrógeno.

Outro comportamento que aumenta a ação do nosso próprio estrógeno é a ingestão excessiva de alimentos que se transformam muito rapidamente em açúcar no nosso organismo. Os picos de insulina que se seguem propiciam uma maior ação do estrógeno que nós mesmos fabricamos.

O estrógeno, por sua vez, estimula a fabricação de *cortisol* (nosso hormônio do estresse) pela glândula adrenal, que atua aumentando os níveis de açúcar no sangue, gerando mais insulina e mais ação estrogênica, num ciclo vicioso.

Alguns exemplos de hormônios artificiais de fora são a pílula anticoncepcional, os demais métodos contraceptivos que envolvem drogas com ação estrogênica, a assim chamada "terapia de reposição hormonal", os produtos alimentícios à base de isoflavonas de soja, capazes de confundir e interferir com nossos receptores estrogênicos, além de inseticidas, pesticidas, agrotóxicos, uma vasta gama de remédios, produtos de limpeza, combustíveis e poluentes ambientais coletivamente conhecidos como disruptores endócrinos.

O resultado de tudo isso é uma verdadeira confusão para nosso organismo e para o cérebro, além de uma maior propensão ao estresse e uma verdadeira epidemia de gastrite, úlcera, insônia, depressão, ansiedade, pânico, distúrbios da memória e, é claro, enxaqueca.

Contraceptivos Hormonais

Para começar, vamos inserir os contraceptivos hormonais no contexto do mecanismo de equilíbrio anteriormente descrito.

Como funcionam os contraceptivos hormonais? Bem, eles possuem uma ação anovulatória. Em outras palavras, impedem a ocorrência da ovulação.

Ora, se não ocorre ovulação, significa que não há corpo lúteo nem progesterona sendo produzidos no organismo da mulher. Mas a progesterona deveria ter estado lá. O organismo precisava dela para desfazer os efeitos do estrógeno acumulados durante a primeira metade do ciclo menstrual! Todas as células que se desenvolveram em resposta ao estrógeno vão sendo afetadas, simplesmente porque não há nenhuma progesterona para reverter o processo criado pelo estrógeno.

A enxaqueca é apenas parte do cenário, uma das possíveis conseqüências da falta de progesterona. O estrógeno, sem oposição, aumenta a excitabilidade das células nervosas, e a enxaqueca decorre justamente do estado de hiperexcitabilidade dessas células. Este hormônio funciona como um combustível para a enxaqueca. Um cérebro em estado de hiperexcitabilidade causado por um estrógeno dominante e sem oposição também fica mais ansioso, e estados de ansiedade podem desencadear crises de enxaqueca. Além de tudo, também aumenta a gordura corporal, interfere na ação do hormônio da tireóide, diminui o desejo sexual, dificulta o controle dos níveis de açúcar no sangue, reduz os níveis de oxigênio em todas as células, o tônus vascular etc.

Quer mais razões para ter dor de cabeça?

Atualmente, interessa, sempre e em qualquer ramo, que a vida moderna seja assim, *prática*. Conseqüentemente, não sobra tempo, nem interesse, para questionar os *consertos rápidos* para nossos problemas do dia-a-dia, como, por exemplo, a contracepção através de drogas que imitam hormônios.

Em algum momento, as pessoas vão começar a se dar conta de tudo isso. Mas será que até lá elas já não estarão com problemas demais? Enxaqueca, TPM, aumento de peso, depressão, ansiedade, frigidez etc.?

Exposição a xenoestrógenos

Dá-se o nome de xenoestrógenos às substâncias artificiais que são reconhecidas pelo organismo como se fossem estrógeno. A maioria dessas substâncias é derivada do petróleo; portanto, estão potencialmente presentes em milhares de produtos, desde a fumaça dos escapamentos dos automóveis, passando pelo detergente com que você lava os pratos, até remédios, cosméticos, materiais plásticos e principalmente inseticidas e agrotóxicos.

Conclusão: estamos cercados de xenoestrógenos por todos os lados.

Os xenoestrógenos são bem mais potentes que os estrógenos naturais.

As revistas científicas têm publicado artigos atrás de artigos relacionando os xenoestrógenos ao declínio da função hormonal reprodutiva em mulheres e homens. Você já percebeu como os casos de infertilidade estão cada vez mais comuns?

Os xenoestrógenos estão nos agrotóxicos e pesticidas que são generosamente borrifados nas plantas. Ao ingerir plantas repletas de agrotóxicos, estamos também ingerindo os potentes xenoestrógenos que vão se depositar em nosso cérebro, órgãos reprodutores e células gordurosas, resultando num estado que o médico John R. Lee, autor do livro *What Your Doctor May Not Tell You About Menopause* (O que o seu médico não pode dizer sobre a menopausa), denominou *dominância estrogência.* Uma das conseqüências dessa dominância estrogênica é uma predisposição à enxaqueca, que, afinal, se caracteriza por um estado de hiperatividade dos neurônios do cérebro – exatamente o que a dominância estrogênica fomenta.

É por essa razão que oriento a todos os meus pacientes – e a você também – que consumam alimentos de cultivo orgânico.

Fitoestrógenos

Existe também a questão dos *fitoestrógenos*, substâncias com ação estrogênica presentes naturalmente em algumas plantas, como a soja.

A soja tem sido consumida indiscriminadamente, e divulgada como se fosse um alimento saudável, porém, contém *fitoestrógenos* (as isoflavonas) e é considerada, por muitos cientistas sérios, um *disruptor endócrino.* Disruptores endócrinos interferem negativamente com a produção, transporte, metabolismo, ação e eliminação dos nossos próprios hormônios. Não apenas o estrógeno, mas também os hormônios tireoideanos. Você já notou como os problemas da tireóide estão se tornando cada vez mais comuns, em homens e mulheres?

A maior estudiosa dos efeitos prejudiciais da soja ao sistema endócrino humano é a nutricionista norte-americana Kaayla T. Daniel, Ph.D, CCN, que escreveu o livro *The Whole Soy Story* (A história completa da soja), completo e cientificamente embasado. Sua leitura vale a pena.

Conclusão e Sugestões

Resumo da ópera: você pode ser uma adolescente ou jovem adulta que jamais tomou drogas contraceptivas com ação hormonal, mas pode sofrer de enxaquecas menstruais, além de alterações de humor, espinhas, cistos de ovário, retenção de líquido, inchaço nas mamas e outros sintomas durante esse período, graças ao estilo de vida que leva, como, por exemplo, sono insuficiente, estresse, alimentação de baixa qualidade com alto índice glicêmico (sanduíche com batatas fritas da lanchonete), exposição a fitoestrógenos e a outros produtos químicos com efeitos estrogênicos (inclusive esmalte e removedor para unhas).

Com este cenário, fica mais fácil compreender a influência hormonal sobre a enxaqueca.

Minhas sugestões:

1. Procure trocar os métodos contraceptivos hormonais (ex.: pílula, adesivos, implantes, anéis vaginais) por aqueles que não envolvem o uso de hormônios (ex.: DIU sem hormônios, camisinha);
2. Evite o uso excessivo de cosméticos como tinta para cabelo, esmalte e removedor de esmalte de unhas;
3. Evite, sempre que houver outra opção, o consumo de vegetais cultivados com agrotóxicos e a carne de animais que tenham recebido hormônios;
4. Evite o consumo regular de alimentos à base de soja e isoflavonas da soja.

Capítulo 10

Intervenções médicas — prós e contras

Não vamos menosprezar os remédios. Afinal, não há dúvida de que eles ajudam a obter alívio. Mas vamos colocá-los no seu devido lugar – longe do pedestal que hoje ocupam.

É justamente por sua capacidade de obtenção rápida – e muitas vezes fácil – de alívio aparente, que os remédios também são confundidos como sendo tudo o que deve ser feito para tratar a enxaqueca.

Os anos e milhares de pacientes que já atendi me provaram que isso não é verdade.

Minha experiência clínica demonstrou, na prática, aquilo que nosso instinto, a ciência séria e a medicina de ponta já dizem: *O controle e a cura da enxaqueca e qualquer outra doença não estão fora, mas dentro de nós.* Não estão numa pílula ou numa varinha mágica, ainda que sob a forma de um remédio alopático, homeopático, fitoterápico, antroposófico, de acupuntura etc.

Esses tratamentos podem, em alguns casos, até colaborar, no início, para a obtenção de uma situação de vantagem ao organismo em relação à doença, mas desde que o doente faça as mudanças internas necessárias nos seus hábitos e estilo de vida. Porém, muitas vezes, podem simplesmente ser alienantes, dando sumiço nos sintomas que, ao desaparecerem e deixarem de incomodar, desviam a atenção do paciente para longe da doença que ele ainda tem e das providências de limpeza interna dos maus hábitos – assim como da autodesintoxicação de todo um estilo de vida verdadeiramente tóxico – que deveria tomar.

Geralmente, seu médico também está no mesmo barco e age desta forma. O ensino massificado da medicina torna os médicos submissos às informações publicadas em estudos científicos patrocinados pela indústria farmacêutica. Os especialistas procuram novas informações, estudam sempre, e o que lhes é mais facilmente disponível, dentro do pouco tempo que têm para procurar, são justamente os estudos mais bem divulgados. Semelhante ao que acontece no cinema. Os filmes do grande diretor Steven Spielberg estão em todas as salas, enquanto os de outro não tão conhecido, mas tão talentoso quanto, estão em apenas uma ou duas, quase sem publicidade.

E, convenhamos, mudar não é fácil. O ser humano possui, por natureza, uma tendência comodista. Se ele crê que tomar uma pílula ou duas é tudo o que ele precisa para atenuar os sintomas do seu mal, então é exatamente isso o que ele vai fazer, porque é o mais fácil. Mas eliminar os sintomas não é o mesmo que eliminar o mal. Ao parar o remédio, o mal volta a se manifestar, às vezes de forma até mais intensa.

Além disso, como mudar em meio a tantas informações diferentes e contraditórias? Ligamos a TV e um programa diz que, de acordo com a fonte X, tomar sol faz mal. Ligamos o rádio e o locutor diz que, de acordo com a fonte Y, tomar sol faz bem. Lemos o jornal, e um artigo diz que só o sol de não sei que horas faz bem. A revista que você assina dizia, no mês passado, que a terapia de reposição hormonal não era boa. Há algumas semanas, toda a imprensa dizia que reposição faz muito mal. E no noticiário de hoje à noite pode aparecer uma manchete dizendo que a reposição hormonal salva vidas!

Essas informações desencontradas são o resultado dos inúmeros *modismos* que têm sido impostos ao estilo de vida e ao tratamento da saúde do ser humano desde o início do século 20, quase sempre por influências econômicas e políticas, que depois acabam não se sustentando.

Além de dedicar tempo para ler mais publicações, também me dedico à observação do comportamento e estilo de vida dos meus pacientes. E é baseado em todas essas informações que proponho novas tentativas, diferentes meios, para obter o controle. Os pacientes têm me dado o melhor e mais gratificante retorno que um médico pode ter. Os anos vão passando, e eles continuam melhorando, tendo cada vez menos crises. Alguns até pararam de tê-las completamente.

Mas o que de tão diferente tenho feito com eles que até livrou muitos da necessidade dos remédios?

Coisas muito simples, como orientações sobre sono, hormônios, exercícios físicos, ciclos biológicos, estresse etc., além de redirecionar a educação alimentar através de encontros gastronômicos, nos quais vamos todos juntos para a cozinha. Todos esses assuntos são tratados com os detalhes e sutilezas que merecem. Sem modismos. Nada resume melhor esse preceito que o lema da *Weston A. Price Foundation* (www.westonaprice.org): "Tecnologia como servente. Ciência como conselheira. Sabedoria como guia".

O conhecimento ainda é o maior aliado da saúde, e tudo o que faço é tentar transmiti-lo.

Na minha opinião, o *modismo* do 'curto prazo', do *quick fix*, não soluciona as dores de cabeça da vida das pessoas. A melhoria da qualidade de vida não combina com o curto prazo. Não há pílulas ou soluções milagrosas nem varinhas mágicas que melhorem a nossa saúde da noite para o dia.

Mas, se um paciente entra no meu consultório com uma crise violenta de enxaqueca, mal se agüentando em pé, mal conseguindo abrir os olhos de tanta dor, não vai haver nada melhor para ele que um bom medicamento ou intervenção médica de efeito rápido, como acupuntura. Na hora da crise, com certeza a intervenção é uma boa opção. Ninguém gosta de sofrer.

Um paciente de primeira consulta que chega ao meu consultório com queixa de crises freqüentes, normalmente tem também uma alimentação irregular, dorme pouco, enfim, não possui um estilo de vida dos mais saudáveis.

E não vai ser de um dia para o outro que as mudanças para melhor no estilo de vida vão repercutir na melhora das crises. Por ser um processo natural, fisiológico, é lento. Nesses casos, no início principalmente, indico, sim, intervenções preventivas, como remédios (inclusive naturais) e acupuntura, até que, aos poucos, o corpo do paciente responda ao novo e mais saudável estilo de vida. O objetivo é não ficarmos dependentes de remédios para sempre.

Um estudo norte-americano publicado na revista científica *Headache* em 2001 foi realizado para medir a eficácia dos remédios preventivos convencionais e envolveu mais de quinhentos pacientes. Ele mostrou que apenas 46% deles mantiveram a melhora por um período superior a nove meses. Todos os pacientes do estudo já haviam tentado tratamentos preventivos anteriormente, em pelo menos três ocasiões, mas sem nenhum sucesso.

Grande parte dos estudos clínicos com remédios preventivos não dura mais de seis meses, pois a maioria dos abandonos de tratamento ocorre entre seis meses e um ano em que o remédio está sendo ministrado. Se o tratamento estivesse realmente funcionando, quem iria abandoná-lo?

Para a indústria, os custos para desenvolver e estudar clinicamente remédios preventivos de enxaqueca são muito altos em comparação com o benefício (leia-se lucro). A conseqüência é que os pacientes e os médicos precisam se virar com o que já existe por aí. É exatamente neste pé que estão os remédios preventivos: a quase totalidade deles é *emprestada* de outras especialidades. Antidepressivos, remédios para epilepsia, pressão, coração, circulação, antialérgicos... Esses são, infelizmente, os principais preventivos de enxaqueca convencionais de que dispomos. Essas substâncias, além de estranhas ao seu corpo, fazem *mal*, tendem a não resolver o problema definitivamente e podem ainda causar efeitos colaterais desagradáveis em sua saúde. E no seu bolso! Freqüentemente, esses remédios são prescritos em associação uns com os outros. É comum para determinado paciente tomar dois, três ou mais tipos de medicamentos preventivos simultaneamente.

É uma grande ironia nós, médicos, aconselharmos tanto nossos pacientes a não abusarem de analgésicos e medicações sintomáticas; entretanto, não temos outra opção convencional a oferecer senão remédios preventivos freqüentemente ineficazes e com efeitos colaterais intoleráveis.

Um dos efeitos colaterais mais detestados, principalmente entre as mulheres, e que costuma ocorrer com considerável freqüência em todos os tratamentos preventivos com remédios convencionais, é o ganho de peso. A pessoa vai ganhando três, cinco, dez, treze quilos, até sua auto-estima e o resto da sua saúde despencarem. Daí resulta mais ansiedade e depressão, o abandono do tratamento e, então, mais enxaqueca, como num ciclo vicioso.

Entretanto, eles são muito receitados! Além da conta, na minha opinião. Como já escrevi nas primeiras páginas, não sou contra remédios. Sei que, em alguns casos, pode não restar outra opção naquele momento. Mas, acredito, só não podemos perder de vista, jamais, o verdadeiro lugar que essas drogas ocupam no cenário da saúde.

Drogas preventivas

Como vejo as drogas preventivas da enxaqueca? Em primeiro lugar, vejo um grande erro conceitual nesse termo. O remédio preventivo não previne a enxaqueca. Se você já precisa tomar alguma coisa para evitar o surgimento de uma dor, é porque já existe alguma coisa errada com você. Uma pessoa saudável se sente bem não porque toma algum remédio. 'Prevenção', a meu ver, não é sinônimo de 'Medicação'. Mal-estar não é 'falta de remédio para bem-estar'. É algo muito mais complexo.

Vejo as drogas preventivas como um dos possíveis instrumentos de que dispomos para oferecer alívio temporário *dos sintomas*, a depender do caso, enquanto o paciente muda para melhor seus hábitos e estilo de vida. Prescritas de forma correta, essas drogas podem reduzir de maneira significativa a freqüência e a intensidade das crises. Em outras palavras, quando o tratamento preventivo faz efeito, você até pode ter crises, porém elas serão menos freqüentes. Na vigência do tratamento preventivo, as crises, quando aparecem, tendem a responder favoravelmente àqueles remédios que já haviam parado de fazer efeito.

Todavia, as drogas preventivas devem sempre, na minha opinião, fazer parte de uma ação coordenada com mudanças nos hábitos e estilo de vida. Seu efeito benéfico, quando ocorre, é cronometrado, ou seja, com o tempo vai acontecer aquilo que também acontece com todas as outras drogas desse mundo (inclusive as ilícitas):

1. Seus efeitos desejáveis vão diminuindo; e/ou
2. Os efeitos colaterais vão aparecendo. E esses efeitos são muitos, e perigosos.

Por isso, na minha opinião, um paciente que começa um tratamento com droga preventiva não tem tempo a perder, de forma que precisa dar início, de pronto, a toda uma série de mudanças para melhorar sua vida. Mudanças como as descritas neste livro. As mudanças alimentares que proponho, mais rigorosas nos primeiros três meses, evitam que os pacientes ganhem peso se tiverem iniciado, concomitantemente, o uso de drogas preventivas (muito pelo contrário, o que geralmente ocorre é a perda de alguns quilos) nesta fase crítica do tratamento, na qual costumam ser necessários mais remédios. Com o passar dos meses, o paciente vai incorporando os novos hábitos e ganhando saúde, bem-estar, vitalidade e energia. A vida começa a lhe sorrir novamente. Conseqüentemente, a quantidade de drogas preventivas que seu médico lhe prescreve vai diminuindo de forma progressiva até um mínimo. Nossa meta é que este mínimo seja igual a zero, e fico contente em afirmar que, pelo menos uma vez por semana, tenho a alegria de zerar os remédios preventivos de pelo menos um paciente. Não espero – nem o paciente tampouco – que jamais possa vir a ter uma crise no futuro, porém, essas potenciais crises passam a ser perfeitamente controláveis, e a vida do paciente deixa de orbitar em torno de sua doença.

Alguns casos levam mais tempo; outros, menos. Mas é preciso começar o processo, dar o pontapé inicial, que pode, dependendo do caso, compreender também o uso de drogas preventivas.

Conheça as drogas preventivas mais comumente receitadas no mundo, na tabela a seguir. Essas informações, evidentemente, estão bastante resumidas. Uma rápida pesquisa pela internet é suficiente para que você obtenha todos os outros detalhes que desejar sobre o assunto 'drogas preventivas para enxaqueca'.

Tipo de droga	Função	Nome genérico	Alguns efeitos colaterais
Drogas para pressão alta	Beta-bloqueadores	Propranolol/ Nadolol/Atenolol	Tonturas, pressão baixa, desmaios, diminuição da freqüência cardíaca, fadiga, queda de cabelo, ganho de peso, depressão, diminuição da libido
	Bloqueadores de canais intracelulares de cálcio	Verapamil/ lunarizina/ Nimodipina	Tonturas, pressão baixa, sonolência excessiva, ganho de peso, depressão
Antidepressivos	Tricíglicos	Nortriptilina, Amitriptilina	Boca seca, taquicardia, sonolência, diminuição da libido, tremores, ganho de peso, alterações do comportamento
	Inibidores seletivos da recaptação da serotonina	Fluoxetina/ Paroxetina/ Sertralina	Ganho de peso, náuseas, perda de peso, diminuição da libido, tremores, alterações do comportamento
Anticonvulsivos		Valproato/ Divalproato/ Gabapentina/ Topiramato	Náuseas, ganho de peso, anorexia, sonolência, tremores, falência hepática, problemas de memória, pedras nos rins
Agonistas da serotonina		Metisergida	Câimbras nas pernas, ondas de calor, retenção de líquido, ganho de peso, estreitamento dos vasos sangüíneos, fibrose das válvulas cardíacas

Drogas sintomáticas

Enquanto as drogas preventivas são tomadas diariamente para evitar a ocorrência das dores, as sintomáticas são ingeridas somente quando as crises aparecem. Sua finalidade é exatamente esta: cortar as crises.

Uma crise de dor pode ser de intensidade leve, moderada, forte ou muito forte. Existem tratamentos para todas as intensidades. Dê uma olhada nas drogas sintomáticas mais comuns:

Tipo de remédio	Nome genérico	Efeitos colaterais
Analgésicos	Salicilatos/Dipirona/ Acetaminofen/ Narcóticos/Opiáceos	Gastrite, úlcera, sangramentos digestivos, náuseas, alergias, problemas renais e de coagulação, fenômeno rebote, dependência
Antiinflamatórios	Naproxeno/ Indometacina/ Nimesulide/ Celocoxib/Rofecoxib/ Outros	Gastrite, úlcera, broncoespasmo, asma, alergias, problemas renais, problemas hepáticos, retenção de líquido
Agonistas da serotonina	Triptanos/ Dihidroergotamina/ Ergotamina	Náuseas, formigamentos, ondas de calor, sensação de aperto no peito, risco de espasmo de artérias coronárias

Excesso de analgésicos: dependência – O conceito de "fenômeno rebote"

Está cada vez mais fácil obter um analgésico.

Cobiçado até pelos supermercados para sua venda, cantado em verso e prosa nos comerciais, as pessoas foram adquirindo a impressão de que os analgésicos são, no dizer popular, remédios fracos.

Infelizmente, os analgésicos não são este sonho ideal. Uma única dose pode induzir sensação intensa de fraqueza e letargia que dura várias horas, ou então espasmos nos brônquios, crises de asma, inchaço generalizado, urticárias gigantes, reações alérgicas severas, reações anafiláticas, gastrite. Uma única dose, ainda que baixa, pode aumentar bastante o tempo de sangramento de um indivíduo, por até uma semana, por interferir com a função das plaquetas do sangue. O uso regular de analgésicos pode levar à anemia e ulceração no estômago. Indivíduos que consomem quantidades abusivas diárias de analgésicos por mais de três anos podem desenvolver insuficiência renal, câncer nos rins e bexiga e, mais raramente, supressão da medula óssea, levando a uma doença denominada agranulocitose.

Claro que ninguém planeja fazer uso abusivo diário quando compra analgésico pela primeira vez. Mas foi dos cientistas e médicos dedicados ao estudo do tratamento das enxaquecas e dores de cabeça (causas líderes no *ranking* de ingestão de analgésicos), que surgiu o grande alerta: o uso freqüente de analgésicos pelos portadores de enxaqueca e outras cefaléias pode levar ao surgimento de dores de cabeça crônicas, diárias, intratáveis. Essas dores crônicas não cessarão enquanto os analgésicos continuarem a ser tomados. Caso não sejam descontinuados, as dores de cabeça geralmente vão piorando. O grande problema: se a pessoa interromper os analgésicos, a dor piora! Ela então volta a tomar os analgésicos, por não lhe restar opção. E por lhe haver sido eliminada a opção de parar por conta própria, fica configurada, por definição, a dependência da droga.

Quantidades cada vez maiores vão se tornando necessárias para se obter o mesmo efeito, num ciclo vicioso, até que o efeito tóxico começa a se aproximar, igualar e até ultrapassar o efeito terapêutico original. Conforme o efeito do último analgésico começa a passar, a dor de cabeça volta 'de rebote' (daí o termo *fenômeno rebote*). O paciente fica, forçosamente, exposto aos riscos anteriormente citados, além de desenvolver dores diárias e contínuas.

Infelizmente, a dependência de analgésicos é comum. Eu atendo, diariamente, pacientes que estão ou já estiveram nessa situação de desespero. Pessoas que no passado sofriam de enxaqueca e, num dado momento, se viram com dores diárias e contínuas de cabeça, tomando até 20 comprimidos de analgésicos ao dia num coquetel. Vidas e carreiras podem ser destruídas assim.

A simples correção do fenômeno rebote pode, por si só, reduzir a freqüência das dores de cabeça. Nesse caso, mais do que nunca, o melhor remédio é *suspender o remédio.*

Como se livrar da dor diária

Estudos demonstraram que, se um indivíduo conseguisse ficar certo tempo (vários dias a algumas semanas) sem tomar os remédios dos quais vinha fazendo uso excessivo/diário, suas dores tornar-se-iam menos freqüentes. Porém, é óbvio que muito poucos, nessa situação, agüentam ficar sem repetir a dose e alimentar o ciclo vicioso. Na prática, é muitíssimo difícil conseguir sair sozinho desse ciclo. Alie-se a um médico que tenha experiência em tirar seus pacientes dessa situação e, juntamente com isso, mude seu estilo de vida para melhor.

Uma palavra sobre os triptanos

Os triptanos são uma classe de medicamentos para crises. São os primeiros realmente específicos para enxaqueca, não-*emprestados* de outras especialidades. Atingiram o mercado no início da última década do século passado. O primeiro foi o sumatriptano. Depois vieram o zolmitriptano, o naratriptano e o rizatriptano. Os grandes fabricantes estão todos criando o seu triptano. Frovatriptano, almotriptano... e por aí vai. Uma vez descoberta a estrutura básica, vão-se criando variações.

O mecanismo básico pelo qual os triptanos atuam é por meio da imitação da serotonina. Diz-se, no jargão, que são agonistas (ou seja, imitadores, o contrário de antagonistas) da serotonina.

Esses remédios estão sendo propagados como a grande solução para as crises de enxaqueca. Para algumas pessoas, os triptanos realmente são excelentes nesse sentido. Porém, para outras, não surtem o efeito desejado e/ou possuem muitos efeitos colaterais desagradáveis. Os mais comuns são sonolência, náuseas e uma sensação de embriaguez. Em alguns casos, podem ocorrer formigamentos e sensações de aperto no peito. Existe a possibilidade de os triptanos provocarem espasmo nas artérias coronárias.

A propaganda dos triptanos faz crer que eles são extremamente específicos em sua ação, portanto, quase desprovidos de efeitos colaterais de monta. Mas, se você ler a bula, verá que existe uma advertência dizendo que os triptanos não devem ser ingeridos por pacientes com problemas coronarianos e de pressão muito alta. Na bula existe, também, uma advertência para que sejam evitados os triptanos na vigência de algumas drogas que podem ser cruciais na prevenção das crises, como os betabloqueadores e a metisergida. Se você sofre de enxaqueca, provavelmente está familiarizado com esses nomes genéricos.

Vejo os triptanos, novos ou não, apenas como mais uma classe de remédios, competindo, de igual para igual, com o que já existe por aí. Como todos os demais remédios, trazem vantagens para alguns casos e não para outros. Sem milagre algum.

No entanto, tem sido comum a divulgação pela imprensa escrita sobre o lançamento de triptanos como a solução definitiva para a enxaqueca. Certos médicos aparecem em artigos ou entrevistas enaltecendo suas funções, mas esquecendo-se de advertir sobre os eventuais efeitos colaterais e também que, em alguns casos, a droga não surtirá o efeito desejado. Em geral, a imprensa leiga acaba ficando impressionada com as estatísticas apresentadas pela indústria e lançando artigos cuja leitura, quase sempre, frustra não apenas os sofredores do mal, mas também o restante dos médicos, que acreditaram e puseram tanta fé em notícias que já nasceram distorcidas de suas fontes. Ao colocarem em prática as novas prescrições, vêem uma realidade bem diferente.

Uma palavra sobre a toxina botulínica... E sobre a acupuntura

Muitas pessoas já leram e ouviram falar sobre uma droga chamada *toxina botulínica do tipo A* para o tratamento da enxaqueca. Botox® é o nome comercial de referência da toxina botulínica do tipo A, e sua possível ação nas dores de cabeça e enxaquecas recebeu grande atenção da mídia. Mas será que funciona mesmo?

A toxina botulínica vem de uma bactéria chamada *Clostridium botulinum*. Essa toxina provoca uma doença muito grave chamada botulismo, adquirida pela ingestão de alimentos contaminados ou pela contaminação de feridas profundas. No botulismo, ocorre uma paralisação generalizada dos músculos, que pode ser fatal. No caso da toxina botulínica, a injeção de doses mínimas, padronizadas, diretamente no músculo em questão, resulta numa diminuição localizada da força desse músculo. A toxina botulínica é amplamente utilizada em doenças que provocam espasmos musculares ou câimbras incontroláveis, distonias, espasticidades, constipação severa, soluços crônicos incontroláveis, sudorese excessiva. Lembre-se de que o símbolo da medicina envolve a serpente, cujo veneno pode tanto matar quanto curar. Tudo depende da dose. A mesma toxina botulínica que mata pode ser usada em doses mínimas para produzir efeitos benéficos.

A ação da toxina botulínica nas dores de cabeça crônicas ainda está sendo testada. Como esta toxina agiria? Ela é administrada sob a forma de injeção nos músculos da cabeça (por exemplo, da testa) e do pescoço. O resultado é a paralisia desses músculos e, portanto, seu total relaxamento. Isso ajudaria, teoricamente, a aliviar aquela sensação de aperto e pressão na cabeça, originária de tensões nesses músculos, dos portadores de enxaqueca ou da assim chamada "dor de cabeça do tipo tensional".

A toxina botulínica tem sido bastante utilizada em clínicas de estética, onde a injeção desta substância na musculatura da testa e sua conseqüente paralisia resultam numa grande diminuição das rugas nessa região. Foi desta forma – e por obra do acaso – que se constatou uma melhora considerável, por parte de alguns dos pacientes em tratamento estético para atenuar rugas da testa, das dores de cabeça que apresentavam. A partir daí, despertou-se o interesse do fabricante da toxina botulínica na exploração desta droga como preventivo de dores de cabeça. Afinal, o mercado potencial é imenso, e o lucro, considerável, visto que uma única sessão de aplicação de toxina botulínica pode custar muito dinheiro, devendo ser repetida a cada três meses ou conforme a duração do efeito da droga.

Não há dúvida de que algumas pessoas obtêm alívio com injeções de toxina botulínica, mas é verdade, porque comprovo no meu dia-a-dia, que algumas também obtêm alívio, que pode durar meses, com técnicas como acupuntura. A acupuntura não envolve substâncias químicas sintéticas e deve ser tentada, sempre, antes da opção por injetar qualquer droga na cabeça.

Há quem possa dizer: "Eu já tentei acupuntura e não funcionou". Ou "Já tentei e ajudou um pouco a longo prazo". Ou "É uma maravilha! Meus problemas acabaram!". É exatamente assim também com a toxina botulínica. Como qualquer droga, ela também pode causar efeitos negativos, como queda de pálpebra, de músculos da face, fraqueza na musculatura da mandíbula, dor de cabeça, fraqueza e/ou dor nos músculos do pescoço e ombros.

Minha recomendação? Encare a toxina botulínica como um tratamento estético a ser realizado numa clínica de medicina estética, caso lhe convenha mudar sua expressão facial. E torça para dar sorte e, "de quebra", que a droga também faça o efeito desejado em suas dores de cabeça.

Capítulo 11

Faça uma parceria saudável com seu médico

Uma das perguntas mais freqüentes que todos me fazem é: "Que tipo de médico devo procurar?".

Esta pergunta é, ao mesmo tempo, fácil e difícil de responder.

Difícil, porque muitos médicos preferem associar a enxaqueca como devida a algum outro problema, não como o problema em si. Ou, então, pensam que é fruto da imaginação do paciente, que pode estar nervoso e estressado. Alguns médicos, até hoje, infelizmente não acreditam que a enxaqueca sequer exista! Atribuem todos os seus sintomas a origens psiquiátricas, psicológicas ou psicossomáticas.

Fácil, porque o médico certo pode estar em qualquer lugar. A enxaqueca não tem "dono" na medicina. Conheço médicos de diferentes especialidades que tratam deste problema muito bem. Entre eles, clínicos gerais, otorrinos, psiquiatras, ortopedistas, anestesiologistas, ginecologistas. Em muitos países, existem até associações formadas por especialistas. Dentre esses médicos, alguns se dedicam mais à enxaqueca.

Procure, acima de tudo, um médico otimista, amistoso, com palavras e pensamentos positivos. Mensagens negativas têm profundo efeito na mente do paciente e, portanto, no organismo como um todo, podendo interferir da mesma maneira sobre o processo de melhora. Descarte imediatamente aqueles que lhe transmitirem mensagens como:

"Você vai precisar conviver com isso para sempre", ou "Este mal não tem saída". Encontrar o médico certo pode requerer uma dose de pesquisa. Pergunte a outras pessoas e informe-se com quem já passou pela experiência de uma consulta.

Procure um médico que goste de dar explicações. Uma boa explicação pode aliviar muitas angústias, e isso, por si, é um grande passo no tratamento. É importante que a explicação que você receba seja adequada ao seu conhecimento e à sua necessidade com relação à doença. Não adianta ouvir uma explicação cheia de palavras complicadas, cujos significados só podem ser decifrados por um professor de medicina.

Tente encontrar um médico atencioso. O seu o trata como um ser humano ou 'uma doença'? Qual parece ser a reação dele, ao longo das consultas, à sua melhora ou não-melhora? Indiferente? Envolvido? Ele tem interesse em conhecer detalhes de sua vida em geral, seu trabalho, seu lazer, sua família, tanto quanto em conhecer seus sintomas? Se a resposta for positiva, esse(a) médico(a) realmente se preocupa em compreender seu estilo de vida, e com você, como pessoa.

Procure um médico que possua senso de humor. Não estou pedindo que você busque um comediante (apesar de que rir, às vezes, é um grande remédio), mas um médico com senso de humor indica que ele possui autoconfiança sem ser arrogante, uma pitada de ousadia, e que não acha que todas as curas ao seu redor são devidas única e exclusivamente à sua onipotência.

Outra boa dica é observar a secretária ou a enfermeira desse médico. É com ela que você vai fazer o primeiro contato. Será que ela não compartilha os mesmos atributos que o seu patrão? Como pode um patrão genuinamente carinhoso e atencioso contratar e conviver com uma secretária fria e grosseira?

Finalmente, ao sair da consulta, pergunte-se como se sente. Melhor que quando entrou? Ganhou confiança? Sentiu o profissionalismo?

Isso tudo vale não só para a escolha de um médico, mas de qualquer profissional da saúde, como psicólogo, terapeuta corporal, massagista etc. Sou a favor de criar, em alguns casos, múltiplas parcerias com profissionais diferentes. Todos podem ajudar.

Mas não se esqueça: a palavra parceria pressupõe que você também entre com a sua parte no trabalho. Parceria não é pagar uma consulta, tomar remédios, fazer tratamentos e esperar que só os outros façam todo o trabalho, mesmo porque isso seria impossível. Você tem um trabalho a fazer. Tem sua parte nessa parceria, e adivinhe: é a maior e a mais interessada! Comece, por exemplo, seguindo as sugestões escritas neste livro.

Faça a sua parte!

Capítulo 12

Será que você quer mesmo se livrar da sua doença?

Sei que, à primeira vista, esta pergunta parece um contra-senso. Não é minha intenção aqui, nem de longe, fazer críticas ou julgamentos, mas sim oferecer-lhe algumas informações à luz da ciência que procura desvendar os mistérios da mente e do comportamento humano. Um convite, talvez, à auto-análise. O objetivo é ajudá-lo a identificar certas barreiras que podem ou não estar presentes, interferindo no tão almejado processo de melhora.

Mas, então, voltemos ao tema.

As doenças crônicas podem afetar bastante a vida das pessoas, e são justamente aquelas que o indivíduo vem carregando consigo já há algum tempo, ora melhorando, ora piorando, e que não têm dia certo para ir embora em definitivo. É comum quem sofre de uma doença crônica acabar precisando reorganizar a vida em função da doença.

Considere, por exemplo, um asmático. Ele precisa ter sua casa livre de poeira e de ácaros. Precisa fazer natação três vezes por semana, ir ao médico periodicamente. Não pode ter contato com tintas e produtos irritantes. Não pode ter tapetes, comer chocolate. Seus colegas de trabalho evitam fumar perto dele. Os amigos e familiares evitam que ele tenha emoções muito fortes que poderiam desencadear crises de asma. Por fim, nas crises, é preciso sempre parar tudo e ter aquela bombinha por perto, fazer inalação e até, dependendo do caso, ir ao pronto-socorro.

Toda essa adaptação de vida, tanto por parte da pessoa quanto dos indivíduos ao seu redor, é perfeitamente saudável, pois ajuda a lidar com a doença. O problema é que, com o tempo, a pessoa passa a ser definida pela doença. A doença se torna parte da identidade daquele indivíduo.

Para alguns, pode ser muito difícil abandonar, pura e simplesmente, essa identidade. Algumas pessoas jamais pararam para se dar conta de que têm verdadeiro medo da cura, quase tão grande quanto da própria doença.

A doença pode, por exemplo, conferir a obtenção de um grau de atenção maior do que quando não se está doente. Esse poder pode ser quase sedutor.

Mudar para melhor o curso de uma doença traz implícita a necessidade de fazer grandes mudanças de vida. E grandes mudanças, convenhamos, assustam muito qualquer um de nós. Para algumas pessoas, elas podem ser mais assustadoras que a própria doença.

Esses indivíduos entram num ciclo eterno de adiamento das mudanças tão necessárias. Nesses casos, a culpa é sempre de outra pessoa, como, por exemplo, do médico, da esposa, do marido, da sogra, dos filhos, da situação financeira, do governo, da economia do país, do mundo como um todo.

Pare um pouco e se pergunte: que influência sua doença, no caso, a enxaqueca, possui naquilo que você faz?

Pergunte-se o quanto ela atenua suas responsabilidades e que papel exerce nos seus relacionamentos.

Agora, questione-se honestamente: o que aconteceria com sua vida, como um todo, se sua doença simplesmente sumisse? Será que você continuaria a ser tão paparicado pelo seu marido/esposa/filhos/família/amigos? Será que você se veria obrigado a assumir compromissos que antes podiam ser adiados ou não cumpridos?

De acordo com suas próprias respostas, você poderá descobrir se existem ou não, em sua mente, fatores conflitantes com seu desejo e ânsia pela saúde. Se você, genuinamente, sentiu alguma ambivalência, não se preocupe; afinal, isso é humano. Todos nós somos um pouco assim. Uns menos, outros mais. O importante, caso você tenha detectado esse comportamento, é começar a encará-lo de frente, com a ajuda do profissional de saúde da sua escolha. Volte a ler este livro somente quando se achar realmente preparado para seguir as orientações aqui contidas e mudar sua vida.

Se você, por outro lado, não detectou esse conflito, mude sua vida a partir deste momento e caminhe a passos largos em direção à porta de saída da enxaqueca – esse mal evitável – e

Seja feliz!

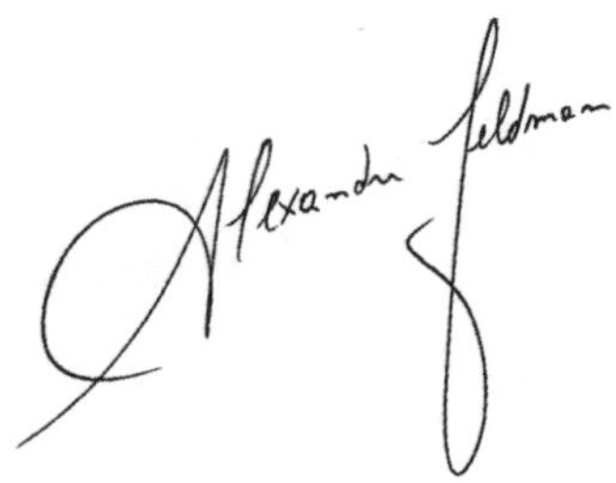

APÊNDICE I

1 – Enxaqueca –
Mais que simplesmente uma dor

Enxaqueca, ao contrário do que muitos acreditam, não é só uma dor de cabeça. Apesar de esta ser o sintoma mais comum, que mais chama a atenção, e que, na maioria das vezes, acaba levando a pessoa ao médico, existem crises de enxaqueca sem dor de cabeça! Falaremos sobre isso mais adiante.

O pior é que não importa, com ou sem dor, quando procuram auxílio, muitas pessoas com enxaqueca são, até hoje, dispensadas como se estivessem inventando a doença, descartadas como mentalmente desequilibradas. Afinal, os exames – de sangue, eletroencefalograma, tomografia, ressonância, enfim, todos eles – são normais.

Infelizmente, a maioria dos médicos ainda teima em analisar o exame, não o paciente. Ao longo dos meus anos de militância clínica, tenho ouvido histórias de dar dó sobre o desprezo, o descaso e o desrespeito com que muitos médicos se referem à enxaqueca de seus pacientes: "Você vai ter de conviver com essa doença"; "Você não tem nada; descanse um pouco que passa"; "Isso é doença dos nervos", e tantas outras frases infelizes.

Uma paciente minha chegou a ser ameaçada pelo médico que a atendeu no pronto-socorro de que a internaria num hospital psiquiátrico caso retornasse! Esta paciente me procurou há vários anos, e sua enxaqueca, hoje, já se encontra perfeitamente sob controle. Ela é uma pessoa perfeitamente normal.

Dor inútil

Por incrível que pareça, o fenômeno da dor, em geral, é um sintoma útil. A dor é a maneira que o organismo possui para nos alertar de uma série de problemas. Pense só: quando uma pessoa normal sente dor, é porque tem algo machucando, provocando lesão.

Assim é a dor da sinusite, por exemplo, que reflete uma infecção nos seios da face. Terminada a sinusite, a dor, que era sintoma, vai embora. Além da sinusite, existe uma lista de mais de 300 causas de dor na região da cabeça: problemas dentários, distúrbios circulatórios ou metabólicos, problemas na coluna cervical, nos músculos, nos vasos sangüíneos da cabeça, aneurismas, tumores, entre tantas outras doenças capazes de causar dor.

A dor, nesses casos, é útil, pois chama a atenção para a presença de uma doença. Convenhamos, sem a dor incomodá-lo, você poderia nem perceber que está doente ou que algo o está machucando (ex.: uma chapa quente). Perceberia apenas quando fosse tarde demais.

Já no caso da enxaqueca, a dor, apesar de poder ser fortíssima, não é sinal de doença alguma. Em outras palavras, a dor da enxaqueca não é sintoma de outra doença, mas sim a própria doença! Daí sua inutilidade. Não serve para nada! Só para acabar com a alegria de quem sofre dela...

Daí, também, a inutilidade dos exames. A pessoa, muitas vezes, pede ao seu médico que lhe solicite exames. Parece que os pacientes aprenderam a se sentir mais seguros com exames!

"Doutor, daria para pedir uma tomografia da minha cabeça?" Ou ressonância magnética, raios X dos seios da face, eletroencefalograma, exame de sangue e tudo o mais.

A maioria das pessoas que me procuram já chega ao meu consultório com uma sacola cheia de exames feitos ao longo dos anos. Muitas fizeram até exames de líquor em meio a uma crise de enxaqueca (líquor é um exame em que a pessoa precisa levar uma picada nas costas, entre as vértebras, bastante desagradável) para eliminar suspeitas de meningite ou aneurisma, tamanha a dor.

Às vezes, de tanto pedir exames, o médico, sempre bem-intencionado, mas nem sempre bem informado, acaba descobrindo algum outro problema, que infelizmente nada tem a ver com a enxaqueca. A radiografia da coluna pode detectar, por exemplo, um "bico de papagaio" (desgaste) na região cervical (do pescoço), um desvio, uma hérnia de disco até então não percebida nem sentida; a ressonância magnética, uma pequena calcificação sem importância; o eletroencefalograma, um pequeno *foco* não suspeitado... Enfim, problemas que poderiam estar presentes há muitos anos e não ter relação alguma com a enxaqueca.

Bem, você já entendeu. Tantos exames podem acabar desvendando alterações que não possuem a menor relação com a queixa principal do paciente – a dor de cabeça e os outros sintomas da enxaqueca. Pior! Na imensa e esmagadora maioria das vezes, essas descobertas não têm o menor significado prático, ou seja, são fatos com os quais a pessoa conviveu e tem convivido, sem suspeitar, sem nada sentir, por anos e anos.

Mas, agora que foram detectados, a pessoa vai ficar com uma eterna pulga atrás da orelha. Vai levar a ressonância magnética com a tal calcificação para dez médicos; a ressonância com um *velamento* dos seios da face para outros tantos.

É incrível o número de pessoas – e de médicos – que ainda confundem enxaqueca com sinusite! Falaremos sobre ela mais adiante.

Muitos médicos, mesmo nos dias de hoje, possuem conhecimento por demais superficial, ou, mesmo, até desconhecem a enxaqueca, que continua sendo um mistério para a medicina. Alguns ainda acham que ela não existe, que não é doença! Então, o que acaba acontecendo é uma dessas duas infelicidades:

1. A pessoa é submetida a diversos exames, encaminhada a inúmeros especialistas, a incansáveis investigações – sem nenhum resultado anormal. Por fim, é descartada e desprezada como um "doente ilegítimo", um hipocondríaco, vítima do mau diagnóstico, da má compreensão e do desprezo: "Você não tem nada!!!".
2. Algum exame feito pela pessoa acusou uma anormalidade, e, como resultado, o paciente e seu médico vão sair na busca eterna da solução da enxaqueca através do tratamento da anormalidade acusada no exame – um desvio de coluna, uma sinusite, um problema na arcada dentária, um teste de alergia alterado, e assim por diante. A pessoa acaba sendo submetida a uma verdadeira "linha de produção" de exames e tratamentos, todos realizados por profissionais médicos muito bem-intencionados procurando por aquilo que pensam ser a causa da enxaqueca. Assim, o otorrinolaringologista vê a causa como uma sinusite; o alergologista, como alergia; o ortopedista, como um problema de coluna, e assim por diante.

Porém, a enxaqueca nada tem a ver com os distúrbios e as doenças desses órgãos. Pense um pouco: quanta gente possui desvio na coluna, por exemplo, e não tem essas dores de cabeça! Se o desvio fosse causa da enxaqueca, então todas as pessoas que o tivessem deveriam ter os sintomas da tal enxaqueca. Mas não é isso o que ocorre!

Certa vez, muitos anos atrás, ouvi o dr. Joel Saper, que é um dos maiores especialistas em enxaqueca do mundo e diretor do *Michigan Headache and Neurological Institute* (www.mhni.com), dizer, em uma palestra, que "o indivíduo enxaquecoso, muitas vezes, em sua busca pelo alívio, já teve seus dentes obturados, seus olhos refratados, seu septo nasal endireitado, suas adenóides removidas, sua mandíbula consertada, sua mente analisada, seu útero removido, seu pescoço tracionado, seus seios da face drenados, seu sistema imunológico dessensibilizado, suas vértebras manipuladas, seus hormônios regulados e, até onde eu sei, seus maus espíritos exorcizados; e ele continua a ter dores de cabeça!".

O fato é que a enxaqueca é uma doença muito comum. E o enxaquecoso pode estar apresentando, ao mesmo tempo, por mera coincidência, algum outro problema. Esse problema pode ou não ser grave. E, na imensa maioria das vezes, não é.

Pense só: você pode estar, por exemplo, com o maior resfriado, comer alguma coisa estragada e ter uma enorme dor de barriga. Será que essa dor tem alguma coisa a ver com seu resfriado? Aposto que não!

Porém, quando o problema descoberto, por acaso e coincidência, é grave, pode acabar, muitas vezes, gerando nova – e maior – confusão.

2 – Os sintomas

A enxaqueca não é só uma dor de cabeça. Na verdade, é um *pacote* de sintomas – aliás, muitos deles –, entre os quais a dor de cabeça. A dor é, normalmente, o sintoma mais importante, que chama mais a atenção e leva o indivíduo ao médico. Mas, acredite: a dor de cabeça de uma crise de enxaqueca pode ser muito leve, e até estar ausente!

É isso mesmo! Existe enxaqueca sem dor de cabeça! Isto é mais comum do que se imagina. A pessoa tem muitos dos outros sintomas – que podem durar várias horas ou até dias –, porém, na falta da dor, não associam tanta indisposição com a possibilidade de estarem exatamente no meio de uma crise de enxaqueca.

Vamos explicar, agora, um pouco mais detalhadamente a dor de cabeça, além de vários dos sintomas mais comuns da enxaqueca, para que você possa identificá-los.

Geralmente, a grande quantidade de possíveis sintomas – até a própria dor de cabeça – está presente apenas em parte. Em outras palavras, o portador de enxaqueca não precisa, necessariamente, apresentar todos os sintomas possíveis. O mais comum é apresentar alguns deles, uns mais intensamente, outros menos. Com o decorrer do tempo, esses sintomas podem se modificar. Alguns podem desaparecer ou diminuir em intensidade, outros, surgir ou aumentar.

Desse modo, uma pessoa pode apresentar alguns sintomas, enquanto outra, outros – e ainda assim ambas sofrem do mesmo mal: enxaqueca.

Afinal, que sintomas são esses?

Vamos a eles.

Mas, antes, quero enfatizar que os sintomas são tudo na definição da enxaqueca. O diagnóstico é feito única e exclusivamente através deles. Não existem exames, quer de laboratório, de imagem ou de qualquer outro tipo, capazes de fornecer o diagnóstico de enxaqueca. Só mesmo os sintomas! Exames podem ser úteis para ajudar a descartar *outras* doenças.

Portanto, a partir de agora, redobre sua atenção. Se você sofre de enxaqueca, seus sintomas estão aqui!

Dor de cabeça

Localização

Bem, é claro que a dor constitui o sintoma mais freqüente da enxaqueca. Ela pode ocorrer em qualquer lugar da cabeça, incluindo a região dos olhos, dos seios da face, gengivas e dentes. Essas localizações quase sempre confundem tanto o paciente quanto o médico. Infelizmente, diagnósticos errados de sinusite e nevralgia do trigêmeo são muito freqüentes nesses casos.

Por falar em dor na região dos dentes, atendi, certa vez, uma paciente que havia extraído todos eles baseada unicamente na vã esperança de que seu sofrimento, com isso, iria embora. Mas não foi. Hoje, com o tratamento adequado, ela melhorou demais; só tem dor quando excede nos doces e sorvetes, o que é raro. Portanto, não se esqueça: quando falamos em dor de cabeça, não estamos excluindo nenhuma parte dela, nem mesmo as regiões mais "atípicas".

Porém, voltemos ao que é típico. A dor de cabeça acompanha a maioria (mas não a totalidade) das enxaquecas. Tipicamente, ela aparece de um só lado da cabeça, porém nada impede que se localize em ambos os lados. Quando unilateral, ela pode mudar de lado de uma crise para outra e até dentro da mesma crise.

A localização mais freqüente da dor é em um ou ambos os olhos e/ou têmporas, testa e nuca.

A dor pode permanecer bem localizada ou então se irradiar, chegando a envolver a região dos músculos do pescoço e dos ombros. Isso é muito freqüente e cria confusão com problemas de coluna. Os músculos dos ombros e das costas ficam tensos e doloridos como se um grampo os estivesse segurando, apertando. Mas, lembre-se: isso é conseqüência, e não causa, da enxaqueca. Tratar os sintomas como se fossem a causa resulta sempre numa grande frustração!

Podem aparecer dores no pescoço, tanto na nuca quanto na região da trajetória das artérias carótidas (aquelas em que qualquer um pode sentir a pulsação se apalpar o pescoço atenciosamente).

Intensidade

A dor costuma começar leve, "surda", ameaçadora. Em alguns casos, a intensidade pode não passar disso, mas em outros ela vai se intensificando, tornando-se latejante, piorando ao menor esforço (ao abaixar-se e, em certos casos, mesmo ao andar).

A intensidade da dor varia muito, podendo ir desde uma dorzinha leve até algo incapacitante, quando a pessoa só consegue ficar deitada, imóvel, de olhos fechados, fazendo o máximo para afastar de si toda luz e qualquer ruído.

Ocasionalmente, podem ocorrer algumas *pontadas* e *fisgadas* de forma isolada em qualquer lugar da cabeça, mais comumente nos olhos ou nas têmporas. Essas *pontadas*, numa boa fração de pacientes, podem surgir mesmo fora das crises.

Horário de início

A dor não tem horário para aparecer. Ela pode surgir a qualquer hora do dia ou da noite. Não é incomum a pessoa acordar bem mais cedo, ainda de madrugada, por causa da dor. Aliás, mais adequado seria dizer que, nesses casos, a pessoa é acordada pela dor. A essa altura, a intensidade já está além do poder de ação dos analgésicos comuns. Em outras palavras, a inconsciência (sono) durante os primeiros estágios da dor tirou da vítima a possibilidade de levantar sua guarda, de se defender, tratar-se precocemente, e ela já acorda – ou melhor, é acordada – com dor intensa, de tratamento muito mais difícil.

Tenho relatos de gente que sonha que está com dor de cabeça, mas, ao acordar, está sem dor. Será que estava, de fato, tendo uma crise naquela hora? É possível.

Duração

Tipicamente, a duração de uma crise de enxaqueca é de três horas a três dias. Mas é claro que isso pode variar de pessoa para pessoa.

Freqüência das crises

Não existe um limite de tempo entre uma crise e outra. Uma pessoa pode apresentar uma única crise de enxaqueca em toda a vida, outra, crises diárias. E entre esses extremos existem inúmeras possibilidades: crises semanais, duas vezes por semana, a cada dez ou quinze dias, a cada três ou quatro meses, e assim por diante.

Há determinadas pessoas que apresentam um padrão definido de aparecimento de enxaquecas aos finais de semana. Ou às segundas-feiras.

Existe a enxaqueca menstrual, aquela que a mulher sente nesse período do mês, a cada ciclo.

Mais raramente, há pessoas que têm muita enxaqueca em certos períodos do ano, seguidos por outros totalmente normais, sem dor. A esse quadro dá-se o nome de enxaqueca-em-salvas (não confundir com cefaléia-em-salvas, sobre a qual vamos conversar mais adiante).

Tipos de dor

A dor pode ser de vários tipos. Existe a dor em peso que, como o próprio nome diz, dá a sensação de se estar carregando um peso na cabeça. Próxima a essa sensação, existe a dor em aperto. Quem ainda não viu representações da enxaqueca, até em comerciais de analgésicos, em que aparece uma prensa apertando a cabeça do indivíduo?!

A dor em pressão causa a sensação de que a cabeça vai explodir. É como se algo dentro dela estivesse empurrando seu crânio para fora.

Há vários outros tipos de dor ou sensações incômodas na cabeça que alguns enxaquecosos sentem, outros não. Por exemplo, sensação de algo caminhando sobre a cabeça, de cabeça leve, e as *pontadas* e *fisgadas* mencionadas anteriormente.

Sei o quanto é difícil para quem já sofre tanto ter de ler todas essas descrições. Parece não fazer sentido alguém que já tenha esse problema dedicar todo um tempo para ler exatamente aquilo que sente, que tanto o incomoda, justamente um tema que você, portador dessa doença, faz de tudo para tirar da cabeça.

Mas se você ler mesmo assim, verá que não está sozinho. Há muitas outras pessoas sentindo exatamente isso que você, às vezes, acha tão estranho. Já acumulei experiência o suficiente para afirmar que vários enxaquecosos se sentem como extraterrestres. Em outras palavras, acham que são diferentes, que ninguém mais tem esses sintomas, que os remédios não funcionam exatamente pelo fato de o seu caso ser diferente do dos demais.

Uma das melhores coisas que podem acontecer a alguém assim é conversar e interagir com outros que sofrem do mesmo mal. É incrível como só uma reunião em grupo, em que cada um discute suas experiências com relação a essa doença e seus sintomas, já resulta numa melhora em muitos sentidos. Desde que fiz essa descoberta, tenho realizado, além das tradicionais consultas individuais, reuniões com grupos de pacientes portadores de enxaqueca, nos mais diversos estágios do tratamento, interagindo entre si. Essa interação impulsiona incrivelmente a melhora.

Sensibilidade a barulho, claridade, cheiros... Como e por quê

Numa crise, para muitos enxaquecosos, a voz mais suave, a música mais relaxante podem virar um grande castigo, algo insuportável. Imagine, então, quando o telefone ou a campainha tocam.

Aquilo que, para os outros, é um ruído imperceptível, "de fundo", para alguns enxaquecosos pode incomodar tremendamente. Os sentidos estão aguçados. Nas crises, então, nem se fale! E a audição faz parte dos sentidos.

Alguns sons, é claro, incomodam mais que outros. Com o tempo, o enxaquecoso pode se tornar mais sensível a todos eles. Ele sente mais dificuldade para se desligar dos ruídos dos carros ou então de outras pessoas conversando, dos pássaros, de outros animais, de portas abrindo e fechando etc., e isso pode até vir a prejudicar seu sono.

O cérebro possui papel fundamental no que diz respeito à sensibilidade ao barulho. Os sons que atingem nosso ouvido interno são transformados (codificados) em freqüências individuais. A soma dessas freqüências traduz-se no som complexo que ouvimos. O nervo auditivo, com suas milhares de fibras, encarrega-se de transportar essas freqüências, individualmente, em direção à área do cérebro denominada córtex auditivo, que transforma essas informações na percepção consciente do som, devidamente organizado. O tempo de transporte até o córtex auditivo é de um vigésimo de segundo. Imperceptível. Porém, enquanto esse tempo não passa, nenhum som é percebido. E é justamente durante esse período extremamente curto de trânsito subconsciente que os dados sonoros codificados passam por um verdadeiro processamento, como se o córtex auditivo fosse um computador, só que muito mais complexo.

Nada se ouve enquanto os padrões sonoros gerados no ouvido interno não atingem o córtex auditivo, que nos dá a consciência do som. Nosso sistema auditivo central (cerebral) foi moldado, ao longo de milhões de anos de evolução, para identificar e extrair, antes de mais nada, todas as mensagens *importantes* dos ruídos de *fundo*. Esses sinais podem ser fracos em intensidade, mas fortes no significado. Na natureza, isso serviria para detectar um predador silencioso e sorrateiro em meio aos barulhos da floresta e das águas. No seu dia-a-dia, você consegue escutar alguém chamando seu nome, em voz normal, numa sala lotada e barulhenta, cheia de outras pessoas chamando por outros nomes. Esses outros nomes, mesmo chamados em voz mais alta, passam despercebidos por você. Como isso acontece?

Durante o processamento subconsciente do som, a detecção dos sinais mais importantes acontece com base em experiências anteriores, aprendidas por você, por sua mãe, sua avó, pela avó dela, enfim, desde que o mundo é mundo. Esses sinais especiais, uma vez detectados, são amplificados, e sua passagem pelos *cabos* neurais é facilitada. Quando atingem o córtex auditivo, ou seja, a parte do cérebro responsável pela consciência do som, seus padrões elétricos são comparados aos armazenados na memória auditiva. Quanto mais essa comparação coincidir, maior será a percepção daquele som. Por outro lado, quanto menos coincidir, mais fraca será sua percepção.

A intensidade com a qual os padrões sonoros coincidem com os armazenados na memória auditiva depende do centro que controla as emoções e o aprendizado no cérebro, denominado sistema límbico.

Numa pessoa normal, um som percebido como sendo mais alto não significa, necessariamente, que ele tenha sido emitido com uma intensidade maior! Alguns sons se tornam mais *altos*, mais invasivos, mais desagradáveis, justamente por causa desse processo de amplificação interna.

A crise de enxaqueca pode ser definida como um estado de *hiperatividade cerebral anormal* provocado por um desequilíbrio químico cerebral, conforme você já leu neste livro. A ansiedade e as oscilações de humor presentes na enxaqueca, tanto dentro quanto fora das crises, também ajudam a deixar o cérebro num estado de alerta máximo e constante. Na natureza, esse tipo de hiperatividade cerebral, num ser normal, sinaliza uma necessidade maior de detectar possíveis ameaças, como, por exemplo, predadores. Tais alterações podem aumentar a percepção e a sensibilidade aparente dos sons. Daí a aversão a alguns – ou muitos – barulhos.

Esse processamento da audição e suas alterações são equivalentes para os demais sentidos. Portanto, uma situação de hiperatividade cerebral anormal, como a enxaqueca, pode resultar numa hipersensibilidade global dos sentidos. Em outras palavras, aumentar a sensibilidade à luz, aos cheiros e até ao tato!

Veja: a maioria dos enxaquecosos é mais sensível à claridade que o restante da população. Parece que faz a cabeça doer mais! Parece que os olhos passam a doer junto. As sensações podem variar, mas a claridade incomoda! Até mesmo aquele dia ensolarado torna-se horrível para quem tem esse tipo de sensibilidade.

Para outros, o simples aroma de um perfume, por melhor e mais caro que seja, pode ser suficiente para desencadear uma crise que talvez dure dias!

E mais: alguns pacientes, nas crises e até fora delas, relatam uma hipersensibilidade ao tato. Dói até mesmo, por exemplo, encostar a mão, de leve, no couro cabeludo!

Náuseas e vômitos

Na crise de enxaqueca, é comum sentir enjôo (náuseas) e até vomitar. O paciente pode não ter comido por várias horas, mas, mesmo assim, os vômitos podem ocorrer.

Algumas pessoas, ao vomitarem, sentem-se melhor em relação à dor.

Esses sintomas digestivos podem aparecer, em alguns casos, mesmo antes da dor de cabeça ou desassociados dela. Contudo, costumam vir durante sua ocorrência.

Nessa hora, acontece um fenômeno chamado *estase gástrica e intestinal* – ou seja, a digestão e a absorção de tudo aquilo que for ingerido pela boca, incluindo alimentos e até remédios, ficam suspensas enquanto durar a crise.

Aí é encontrada a explicação para o fato de, comumente, durante a crise, os remédios ingeridos via oral muitas vezes não fazerem o efeito esperado. Seriam, sim, mais eficazes caso o processo de digestão e absorção não estivesse comprometido! É muito importante que você se conscientize disso para não ficar tomando remédios e mais remédios, um comprimido atrás do outro, na tentativa de aliviar sua crise de dor de cabeça. Numa dessas, você pode acabar se intoxicando, e aí não saberá mais se está vomitando por causa da crise de enxaqueca ou pelo excesso de remédios ingeridos!

"Ah, mas por que acontece a diminuição da motilidade do tubo digestivo?" Ela acontece por causa do desequilíbrio químico envolvendo a serotonina, sobre o qual já discutimos. O comando para a motilidade do aparelho digestivo, assim como para a sensação de náusea, parte do *cérebro* e envolve, justamente, o neurotransmissor serotonina.

Tontura e vertigem; alterações sangüíneas; oscilações de humor

Na tontura, a sensação é de desorientação no espaço, de desequilíbrio ou de que as coisas estão se movendo. É comum quem tem enxaqueca apresentá-la em maior ou menor grau. Nesse caso, é simplesmente mais um sintoma da doença. Já a vertigem é a sensação de que tudo gira em volta. Sua ocorrência é menos comum, mas não chega a ser rara. A confusão com labirintite é enorme! Mas a ocorrência periódica de outros sintomas da enxaqueca, associados à tontura ou à vertigem, esclarece a questão. Num cérebro em que há um desequilíbrio químico levando a uma má gestão das informações, sintomas como tonturas e vertigens não são uma surpresa.

Por conta do desequilíbrio da serotonina no corpo todo, o sangue fica mais coagulável, mais viscoso, no portador de enxaqueca. Fumar aumenta mais ainda essa tendência, expondo o indivíduo a um risco aumentado de trombose, embolia e infarto.

Aproveitando a oportunidade, gostaria de pedir que você repense sobre seu hábito de fumar. As medidas para aliviar a enxaqueca, que você leu neste livro, podem simplesmente não funcionar para quem fuma desenfreadamente. Pense antes de acender cada cigarro; pare de fazê-lo automaticamente. Acenda um apenas quando puder se concentrar no ato de fumar, pois fumar conscientemente é o primeiro passo para abandonar o vício. Para quem já fuma pouco, minha sugestão é a mesma: tire o cigarro do automático e traga-o para o consciente. Não precisa parar de fumar se você consegue ter esse prazer bem conscientemente, por exemplo, aos finais de semana ou quando estiver em condições de realmente usufruir de cada tragada. Se você já não fuma, parabéns! As chances de o seu próprio organismo se recuperar de qualquer doença são muito maiores que daqueles que fumam.

Ah, as alterações de humor... Estas incomodam bastante! A pessoa, às vezes, não se reconhece. Numa hora pode estar mais deprimida e noutra mais agressiva, de *pavio curto*. Ansiedade, depressão, pânico — tudo isso é possível em quem tem enxaqueca.

Aura de enxaqueca

Calma, não estou falando de esoterismo! Estou falando, aqui, de uma coisa objetiva, cientificamente constatada. A aura, no sentido de premonição ou presságio, é um sintoma presente em 10% a 15% dos portadores de enxaqueca. Ninguém sabe o que faz alguns pacientes terem aura e outros não.

O indivíduo que nunca teve uma aura de enxaqueca pode até, à primeira vista, achar seus sintomas, no mínimo, curiosos. Quem tem, não gosta nem um pouco, pois atrapalha demais.

Veja só: a aura caracteriza-se por fenômenos temporários que afetam os sentidos (mais comumente a visão e/ou o tato). Em outros casos, afeta a força muscular de um dos lados. A duração da aura varia, na imensa maioria dos casos, entre 15 e 45 minutos. Normalmente, durante a aura, não há dor de cabeça. A dor costuma vir assim que ela passa. Daí o termo aura no sentido de premonição. Quem tem aura já sabe que, daqui a pouco, vai ter dor! A dor que se segue é, normalmente, forte e pode durar horas. Raramente a aura pode acontecer não antes, mas durante ou depois da crise de dor.

Todavia, quais seriam exatamente esses fenômenos temporários que ocorrem na aura da enxaqueca? (Atenção: você não precisa ter todos; basta apenas um para poder espalhar por aí que tem aura de enxaqueca.) Aqui vão alguns deles:

- A aura consiste, geralmente, de distúrbios visuais: perdas parciais da visão, muito rápidas, assim como aparição de pontos luminosos semelhantes a lanternas, vaga-lumes ou flashes que brilham e piscam, podendo assumir formas de linhas onduladas brilhantes, tremeluzentes ou em ziguezague. Tanto um quanto ambos os olhos podem ser afetados.

- Ela geralmente começa pequena, no canto ou no centro da visão, e vai se expandindo. Essas alucinações visuais podem ser estacionárias ou se moverem ao longo do campo visual.
- É possível ocorrer um ponto cego na visão (denominado escotoma pelos médicos), assim como a perda temporária da visão lateral, restando apenas o centro do campo visual (visão em túnel).

Tome cuidado para não confundir esse tipo de aura visual com um fenômeno quase normal que acontece com muitas pessoas. Sabe, é muito comum, se você olhar para uma parede branca e lisa, ou para o céu azul, com muita atenção, enxergar alguns pontinhos escuros passando de cá para lá no seu campo de visão. Nesses casos, quando você olha para a direita, os pontos *fogem* para o mesmo lado; quando olha para cima, *fogem* para cima, e assim por diante. Calma, isso não é aura de enxaqueca.

Os oftalmologistas chamam esse fenômeno de *muscae volitantes* (nome latino que significa "*moscas que voam*"). Essas *moscas* podem ter vários formatos e tamanhos e aparecem em qualquer número. Isso ocorre graças às opacificações dentro de uma câmara interna do olho denominada humor vítreo, ou pode ser causado por corpúsculos circulando nos minúsculos vasos sangüíneos que irrigam a retina. Ambos os fatores resultam na projeção de sombras sobre o aparelho sensorial da retina (células denominadas cones e bastonetes), que aparecem como pontos escuros em nosso campo visual.

A maioria dos casos não traz maiores conseqüências e, desse modo, não requer tratamento. É claro que existem outras doenças mais sérias, porém felizmente bem mais raras, que afetam a retina e o humor vítreo e que são capazes de causar um aumento dessas *moscas*, como, por exemplo, o descolamento de retina. No final, tudo se resume àquela mesma regrinha de bom senso que você já sabe e está cansado de ouvir: se o comportamento das suas *mosquinhas* se modificar (aumento de sua ocorrência), é aconselhável que você se dirija a um oftalmologista para um exame mais detalhado.

Bem, mas o assunto aqui é *aura de enxaqueca*, não *mosquinhas*. Voltemos a ela!

Os pontos escuros ou flashes de luz e outros fenômenos visuais da aura de enxaqueca não são afetados quando você desvia o olhar, ou seja, não *fogem* para o mesmo lado que você olhou e não se deslocam rapidamente de onde estão. Permanecem, vão aumentando e diminuindo de tamanho, tudo ao longo de aproximadamente meia hora (15 minutos a mais ou a menos), mas sempre afetando, durante esse tempo, uma porção mais ou menos fixa (que cresce e decresce) do campo de visão até, finalmente, desaparecerem. É provável que o grande físico e matemático francês Blaise Pascal tenha sofrido de enxaqueca com aura, pois as margens de algumas de suas anotações são irregulares, como se ele não enxergasse as regiões do papel deixadas em branco.

Comumente, a aura manifesta-se pela visão de *linhas em ziguezague*, piscando e movendo-se ao longo do campo visual. Pesquisadores que observaram esse fenômeno descreveram-no como similar aos contornos de uma daquelas muralhas que cercavam e fortificavam as cidades européias na Idade Média. Tais muralhas possuíam formato totalmente irregular e, de fato, assumiam uma forma em ziguezague. Por isso, essa modalidade de aura recebeu o nome de *espectro de fortificação*.

Embora essas sensações sejam sentidas nos olhos, o problema está, na realidade, ocorrendo nas profundezas do cérebro, tanto que esses distúrbios visuais já foram relatados em pacientes totalmente cegos ou que tiveram os olhos removidos. Elas podem ser explicadas pelo desequilíbrio de substâncias como a serotonina e noradrenalina, gerando diminuições temporárias na atividade de certos centros cerebrais.

Historicamente, pensava-se que a aura fosse devida à diminuição da circulação sangüínea cerebral. Mais recentemente, foi sugerido que ela se deve a um problema na própria função cerebral. O problema é periódico e não-progressivo.

Existem outros fenômenos, além dos visuais, que podem constituir aura de enxaqueca: paralisia do movimento ocular; formigamento (na cabeça, nos lábios, na língua, nos braços, no corpo); paralisia parcial (em poucos casos, felizmente, pois assusta bastante); dificuldade em falar (as palavras não saem direito) ou em ouvir; barulho no ouvido. Existe até um tipo de aura que vem acompanhado de perda da consciência ou de alucinações (ex.: sensação de estar caindo ou de que os objetos estão maiores ou menores que na realidade etc.). Outros tipos vêm com tontura e/ou perda do equilíbrio. Enfim, pode ocorrer uma série de distúrbios com relação à percepção das formas, sons, sabores, cheiros e sensações.

O livro *Alice no país das maravilhas*, escrito por Lewis Carroll, descreve alterações no tamanho, cor e formato de objetos absolutamente compatíveis com aura de enxaqueca. Sabe-se que o autor do referido livro sofria intensamente de enxaqueca com aura!

Casos há em que os sintomas da aura podem persistir mesmo após o término da dor de cabeça, ou ser tão intensos a ponto de imitar uma catástrofe do tipo derrame, às vezes até sendo, no início, diagnosticado como tal. A esses casos dá-se o nome de enxaqueca complicada.

Por sinal, são dados tantos nomes às diferentes manifestações da mesma enxaqueca que se acaba por confundir tanto médicos quanto leigos! Se a aura da enxaqueca é demorada, então recebe o nome de enxaqueca complicada; se vem com um tipo de vertigem, é enxaqueca basilar; se o problema é cegueira parcial, então é enxaqueca retineana.

A prevenção de uma enxaqueca basilar não é diferente daquela de uma retineana. Nada muda! Afinal, é tudo enxaqueca. A presença desses nomes todos colabora para formar, nos médicos, a falsa impressão de que a enxaqueca é um assunto muito complicado e, acima de tudo, extremamente chato. Eis uma das razões pelas quais pouquíssimos médicos atuam nessa área até os dias atuais.

Existe pelo menos um tipo (raríssimo) de aura hereditário. Já se sabe que seus genes são encontrados no cromossomo dezenove. É um tipo de aura que não se constitui de nenhum dos distúrbios visuais anteriormente descritos, mas sim de um fenômeno que envolve a paralisia (é isso mesmo: paralisia!) temporária de metade do corpo. Esse tipo de enxaqueca recebe o nome de *enxaqueca hemiplégica*. Há poucos casos no mundo desta forma de enxaqueca, e esta é a única comprovadamente hereditária.

A aura de enxaqueca é um fenômeno que só ocorre na enxaqueca! Portanto, uma pessoa que tenha aura típica, quer visual, quer de outra forma aqui descrita, possui a vantagem de ter seu diagnóstico de enxaqueca extremamente facilitado. Se você tem aura, é porque sofre de enxaqueca! Uma forma de enxaqueca denominada enxaqueca com aura. O restante da população de sofredores tem sua doença catalogada como sendo enxaqueca sem aura.

A aura não aparece, necessariamente, em todas as crises. Uma pessoa pode ter tido aura somente uma vez em toda a vida e sofrer de crises de enxaqueca sem aura semanalmente. Pode ter tido auras freqüentes no passado, que foram parando de acontecer conforme a dor foi mudando de características. Por sinal, isso é comum. Pacientes me contam que, no início, tinham enxaquecas muito mais bem definidas, com aura, duração de três a doze horas, dores fortes, latejantes, tudo de acordo com os sintomas esperados da enxaqueca. No entanto, com o passar do tempo, existe uma tendência de a aura ocorrer com menos freqüência, de a dor ir diminuindo a intensidade em comparação à época em que a pessoa tinha a aura, ir aumentando em freqüência e generalizando-se, ou seja, a dor que antes ocorria só de um lado da cabeça passa a ocorrer mais difusamente, em ambos os lados.

Existem enxaquecosos que têm aura, mas não têm dor. Quando a aura desaparece, a dor – ao contrário do esperado – não vem. O problema desses pacientes é *só* a aura. Claro que isso atrapalha muito. Imagine sua visão, por exemplo, sendo bombardeada por aquelas aparições de luzes ou pontos escuros prejudicando seu campo visual em meio a um trabalho, uma apresentação e, principalmente, no trânsito. A maioria dos pacientes com esse tipo de enxaqueca tem medo de dirigir, pois a aura não tem hora nem dia para aparecer. Se você estiver dirigindo e a tiver, é preciso encontrar, o quanto antes, um lugar para estacionar o carro, pois dirigir com aura é acidente na certa.

Uma palavra sobre fatores desencadeantes

Acordar mais tarde que o normal, dormir horas a menos ou durante o dia, ficar muito tempo sem comer, comer demais, gorduras, chocolate, queijo amarelo, melancia, abacaxi, bebidas alcoólicas, menstruar, ovular, sair na claridade, ir à feira, lugares muito cheios, viajar de avião, de carro, de ônibus, não viajar e ficar frustrado por isso, luzes muito fortes ou intermitentes, "forçar a vista", ficar no computador, "passar nervoso", ficar triste, chorar, ficar alegre, rir demais, fazer ginástica, relaxar após uma semana muito tensa...

Já deu para desconfiar que *tudo* pode desencadear enxaqueca?

E qual a solução? Viver dentro de uma bolha, talvez?

Claro que não! Nitidamente, quanto mais fatores desencadeiem sua enxaqueca, maior sua predisposição; portanto, mais grave é o seu estágio da doença. Quando meus pacientes melhoram, comentam com alegria: "Antigamente, se eu saísse à rua num dia claro (ou fizesse aquela viagem, ou tomasse um gole de álcool etc.), era certeza de que iria ter uma dor de cabeça. Outro dia eu fui, e não senti dor!!!".

Ter sua enxaqueca desencadeada por um fator não significa que ele a esteja causando. A causa da enxaqueca, como já vimos, é um desequilíbrio químico cerebral. Uma vez com esse desequilíbrio, as crises podem ser desencadeadas por inúmeros fatores, a depender de cada indivíduo. A enxaqueca é uma doença que predispõe o aparecimento da dor mediante qualquer coisa, qualquer saída da rotina, por mais inocente que seja.

O intuito deste livro não é fazê-lo identificar aquilo que lhe provoca ou não crises, pois cada um já sabe muito bem o que lhe desencadeia a enxaqueca. Ou até não sabe, pois muitas pessoas jamais relacionaram o surgimento de suas crises a um desencadeante em particular.

Agora que você, eu presumo, já leu os capítulos antecedentes, já sabe o que está por trás desta doença e o que pode fazer para reverter este processo e buscar o que há de mais importante na vida, que é a felicidade e a alegria de viver sem dor, comece já a pôr em prática tudo o que foi dito. Esqueça os mitos que encobrem a verdadeira raiz da enxaqueca. Faça sua parte, rigorosamente, e encontre o seu pote de ouro no final do arco-íris.

APÊNDICE II

Principais Confusões

Confusão nº 1 – Aneurisma

O caso a seguir é muito ilustrativo, tendo em vista que o sofredor de enxaqueca, muitas vezes, tem uma pontinha de medo de estar, na verdade, com um aneurisma.

Outro dia, numa loja, uma vendedora me reconheceu e comentou que sua irmã havia falecido por causa de um erro médico. Fazia tratamento, desde os 16 anos de idade, de enxaqueca menstrual, quando um belo dia, aos 24, morreu vítima de aneurisma cerebral. Veja: ela interpretou os sintomas da irmã como tendo sido, sempre, desde o início, sinais do aneurisma. Lamentou que o médico tivesse errado e confundido, por oito anos, o aneurisma fatal com uma simples enxaqueca menstrual.

Mas não!

Não confundiu. Não errou. Fiz questão de explicar a ela e, no final, fiquei contente em haver colaborado para eliminar o senso de injustiça e raiva que assolava, já havia alguns anos, o espírito dessa vendedora.

A explicação? Muito simples: o aneurisma não se manifesta assim. Dores de cabeça mensais, pré, intra e/ou pós-menstruais, não são, nem de longe, sintoma de aneurisma, e sim de enxaqueca.

A enxaqueca é uma doença muitíssimo comum que afeta grande número de pessoas (a estimativa é de uma a cada cinco). Assim, pode-se sofrer de enxaqueca e, ao mesmo tempo, de outras doenças, como, no caso em questão, o aneurisma.

Ter enxaqueca não aumenta as chances de ter aneurisma.

Ambas são doenças totalmente independentes, distintas uma da outra. O aneurisma, infelizmente, quase sempre se manifesta de surpresa, de uma só vez, não com crises de dores que vão e vêm ao longo de anos.

Simplesmente não havia como o médico em questão *adivinhar* sua presença com base nos sintomas de enxaqueca daquela paciente.

Pense: se não é feito exame para detectar aneurisma na população, e se a chance de um indivíduo enxaquecoso ter um aneurisma é a mesma que a de um indivíduo qualquer da população, então não há razão para ficar pedindo milhões de exames com a finalidade de tentar detectar aneurisma num indivíduo só porque ele sofre de enxaqueca.

Não existe, nem se recomenda, para qualquer pessoa da população como um todo, nenhum "exame preventivo" de aneurisma. Se a enxaqueca não predispõe ao aneurisma, então não há por que tratar o caso da população de enxaquecosos de forma diferente do caso da população em geral.

Claro que, se houvesse alguma dúvida quanto ao diagnóstico de dado caso ser ou não enxaqueca, então, sim, seria o caso de se pedir os exames que sirvam para tirar aquela dúvida.

Mas, no caso em questão, a enxaqueca menstrual é uma das formas mais típicas de enxaqueca!

A incidência de hemorragia cerebral por rompimento de aneurisma é, felizmente, muito baixa. Baixa mesmo. A maioria dos casos ocorre após os 40 anos de idade.

O aneurisma deve-se a um defeito da parede das artérias, com o qual o indivíduo nasce e que vai se deteriorando com o tempo, levando à dilatação dessa parede num determinado ponto (geralmente em pontos de bifurcação das artérias). A tendência é que esse aneurisma vá crescendo e, conseqüentemente, distendendo a parede da artéria até seu rompimento.

Os aneurismas não costumam causar dor antes de se romperem. Por isso, a maioria das pessoas nem desconfia estar com esse problema antes que a hemorragia ocorra.

Podem acontecer, contudo, certas dores de cabeça antes de o aneurisma se romper. São as chamadas cefaléias-sentinela, como se fossem uma sentinela avisando sobre a catástrofe que está por vir, ou cefaléias-em-trovoada, do inglês *thunderclap headache*, tal como trovoadas que precedem um grande temporal. Essas dores podem ocorrer, como já dito, antes do rompimento do aneurisma e são devidas, provavelmente, a microssangramentos que eventualmente acontecem antes do rompimento, ou à compressão de estruturas sensíveis pelo aneurisma em expansão. Tais dores de cabeça costumam ser repentinas, bem fortes e, às vezes, acompanhadas por náuseas (enjôos) e vômitos.

Embora tudo isso possa lhe parecer bastante igual à dor da enxaqueca, acredite: existem certas diferenças.

Em caso de suspeita de cefaléia-em-trovoada ou cefaléia-sentinela, faz-se necessária – aí sim! – a realização de uma tomografia computadorizada e, às vezes, até de um exame de líquor. No caso de esses exames confirmarem a ocorrência de sangramento, faz-se necessária a realização de uma angiografia cerebral (exame bastante desagradável e caríssimo).

Na ocorrência da ruptura de um aneurisma, a dor de cabeça é fortíssima. Podem ocorrer perda da consciência e rigidez da nuca; enfim, trata-se de uma emergência médica das mais sérias.

"Ah, mas o que custa a gente fazer logo uma tomografia computadorizada, ou uma ressonância magnética, só para descargo de consciência?"

Pois é! Isso me lembra o caso do irmão de um amigo meu. Ele, um empresário jovem, trabalhador, muito atarefado, mas que quase todo mês achava uma horinha, no almoço, para jogar conversa fora comigo – por sinal, conversas sempre muito boas. Após uns dois anos de amizade, ele comentou:

– Vou mandar meu irmão procurá-lo, porque ele anda se queixando muito de dor de cabeça.

Não passou uma semana, e o irmão do meu amigo me procurou. Muito simpático, falante e direto, já foi logo mandando:

– Queria que você me pedisse uma ressonância magnética da cabeça, pois morro de medo de ter um aneurisma.

Por mais que eu lhe tivesse explicado, mostrando que seu caso se tratava de uma enxaqueca bem típica e, por isso, não necessitava de nenhum exame, sua insistência na ressonância foi total, obstinada e autoritária. Ele queria, praticamente exigia, uma ressonância magnética.

Esse tipo de atitude, infelizmente, não é incomum entre líderes, sejam eles grandes empresários, políticos ou outras personalidades habituadas a comandar duas, três mil pessoas numa empresa, por exemplo. Sem querer, às vezes, seu tom de voz já soa como o de uma ordem.

E quem sou eu, mero prestador de serviços médicos, para me opor à *ordem* do irmão do meu amigo?

– Pede uma ressonância magnética para mim, por favor.

Dei a ele um sorriso simpático e, criando uma atmosfera de jovialidade, passei-lhe o pedido: "Ressonância Magnética e Angiografia por Ressonância Magnética do Encéfalo".

Não deu outra.

Dias depois – mais exatamente numa sexta-feira à tarde – ele me telefonou, preocupadíssimo:

– Estou com o exame em mãos, e o laudo diz que há suspeita de aneurisma.

Expliquei a ele, ainda por telefone, que suspeita de aneurisma não significa, necessariamente, ter aneurisma. Mas que, àquela altura dos acontecimentos, o passo mais acertado seria conversarmos, o quanto antes, com um bom neurocirurgião, que afinal é quem entende mesmo de aneurisma, suspeita de aneurisma e afins. Liguei para um neurocirurgião conhecido meu e consegui uma consulta para o mesmo dia, sexta-feira, à noitinha. Acompanhei-o na consulta, em nome da amizade com o irmão, por sinal, também muitíssimo preocupado.

O neurocirurgião disse que, para confirmar a presença ou ausência do aneurisma, iria precisar de outro exame: uma angiografia cerebral convencional. O exame consiste no seguinte: é inserido um cateter (tubo flexível) numa artéria (vaso sangüíneo), que pode ser na virilha (sob anestesia local, é claro), e este é guiado, por dentro do corpo, até as grandes artérias da cabeça, quando então é liberado um contraste por meio desse cateter ao mesmo tempo em que são batidas algumas radiografias. O resultado desse exame é um registro nítido dos contornos das artérias da cabeça, tornando possível a detecção precisa de uma anormalidade nelas – no caso, a presença ou ausência de um aneurisma.

Convenhamos: não é um exame tão *tranqüilo* quanto um raio X, uma tomografia ou uma ressonância. É o que nós, médicos, chamamos de exame invasivo, pois é necessário *invadir* o corpo com um tubo (cateter). Se realizado em centros hospitalares de diagnósticos por imagem, com pessoal bem qualificado, é um exame altamente seguro. Mas, claro, já estamos falando de outro nível de cuidados; afinal, é um "objeto estranho" dentro do corpo. Não é um examezinho de *check-up* de rotina, concorda?

Como já era sexta à noite, o exame ficou marcado para a próxima segunda. Deu para imaginar como foi péssimo o fim de semana do irmão do meu amigo? Pois é...

Segunda-feira, lá foi ele fazer o exame. Todos os outros compromissos para o dia foram cancelados para que ele pudesse ficar à disposição da equipe.

Terminou o exame. Qual o resultado?

Nada.

Foi tudo alarme falso. A angiografia confirmou a ausência de aneurisma. Ele voltou para casa todo feliz, prosseguiu com o tratamento da enxaqueca e nunca mais teve aquelas crises freqüentes de dor de antigamente.

Moral da história?

Ele não precisava ter feito exame algum!

Lembra? Ele quis ser mais esperto, sabia que a ressonância magnética é um exame maravilhoso e sem riscos, então a exigiu. O que ele não sabia é que a ressonância pode não dar o veredicto. Pode não dizer nem sim, nem não. Pode, tão-somente, acusar *suspeita* de aneurisma.

Tanta preocupação por nada!

E mais! Vamos supor que existisse um aneurisma. Pronto, a angiografia acusou aneurisma. O.k.! E agora? E daqui para a frente? O que fazer? Fácil?

Que nada!

Há vários anos foi feito um estudo em autópsias de grande número de pessoas que haviam morrido pelas mais diversas causas, nas mais diferentes idades. As autópsias revelaram que cerca de 3% desses indivíduos apresentavam aneurisma!

Veja só! Foram feitas autópsias em muita gente. Alguém que morreu de velhice, outro envenenado, outro atropelado, outro de ataque cardíaco, e assim por diante... O aneurisma foi um "achado de autópsia" em 3% dessas pessoas.

Conclui-se daí ser possível que até três pessoas em cada grupo de cem (ou uma em trinta) tenham um aneurisma. Isso não quer dizer, em absoluto, que três pessoas em cem vão morrer de ruptura do aneurisma! Não! Elas vão viver a vida inteira na santa ignorância, vão morrer de outra doença qualquer, e somente no caso de ser realizada uma autópsia é que se vai perceber que três em cada cem tinham aneurisma. O problema não é ter aneurisma; o problema existirá se esse aneurisma estourar.

Bem, suponhamos que eu não tenha nada (ou tenha enxaqueca, que nada tem a ver com aneurisma) e queira, por razões minhas, fazer uma ressonância magnética, e nela apareça um aneurisma. Precisa operar? Precisa mexer? Repito: eu não tinha nenhum sintoma com relação ao aneurisma.

Aí é que está a questão. Uma vez encontrado um aneurisma, o que fazer? Afinal, segundo o estudo mencionado, é provável que 3% de todas as pessoas, ou um número próximo a cinco milhões de brasileiros, tenham aneurisma, mas que vão viver a vida inteira com ele e morrer, mesmo em idade muito avançada, sem terem sido incomodadas pelo tal aneurisma. Não seria melhor não ter nem procurado?

Pois é. Mas, agora que achou, as opiniões se dividem. Muitos acham que, nesses casos em que o indivíduo não apresentava nenhum sintoma relacionado, deve-se medir o tamanho do aneurisma e realizar uma cirurgia se ele for maior que 1cm. Do contrário, deve-se deixar tudo como está (ou melhor: "em observação" para o resto da vida) no caso de ele ser menor que 1 cm.

Muito simples... Para quem não está vivendo esse drama, não é mesmo?

E se ele medir exatamente 1cm? E se for 1,1cm? Ou 0,9cm?

Minha conclusão: recomendo pesquisar a presença de aneurisma somente nos casos em que se tenha uma razão real para suspeitar de sua presença. Na minha opinião, não deveríamos realizar exames desnecessários, *só para descargo de consciência*, pois, como vimos, essa atitude, aparentemente tão cuidadosa, pode complicar desnecessariamente a vida de um paciente que já sofre o bastante.

Confusão nº 2 – Sinusite

Um conhecido meu, dentista, era capaz de jurar que suas dores de cabeça eram causadas por sinusite. Mas, como o conhecia, sempre afirmei que tais dores nada tinham que ver com sinusite, mas sim com uma forma de enxaqueca que acomete a região correspondente aos seios da face.

No entanto, levou anos para que, finalmente, eu o convencesse de que sua dor não era de sinusite! Ele, por muito tempo, recusou-se a embarcar num tratamento específico para enxaqueca, tamanha a influência dos comerciais de TV, de opiniões de vizinhos e até de médicos que desconhecem a natureza tanto da sinusite quanto da enxaqueca.

Quando se vê um monte de comerciais de remédios contra sinusite, você começa a acreditar que se seu nariz estiver escorrendo, se o tempo estiver chuvoso e se estiver doendo a face, então só pode estar com sinusite – o que, geralmente, não é a realidade.

A maioria das pessoas que imagina sofrer de sinusite, ou dores de cabeça devidas a ela, na verdade não sofre disso.

Nos Estados Unidos, os especialistas em ouvido, nariz e garganta (a especialidade que mais entende de sinusite) afirmam que não mais de uma ou duas pessoas em cada cem, que acreditam estar com sinusite, realmente apresentam este diagnóstico.

A imensa maioria dessas pessoas, na verdade, sofre de um tipo de enxaqueca denominada facial, que recebe esse nome justamente por envolver os ossos da face na região dos olhos e do nariz. O nariz pode ficar entupido e escorrer em meio a uma crise de dor. E mais: a razão pela qual muitas pessoas melhoram momentaneamente com remédios para sinusite é porque eles geralmente contêm certa proporção de analgésico e descongestionante. O descongestionante age contraindo os vasos sangüíneos e, quando contraídos – os da região da face –, os sintomas da enxaqueca podem ser aliviados, o que faz, nessa hora, com que a pessoa se engane, pensando que, se remédio para sinusite alivia seus sintomas, então o problema só pode mesmo ser este: sinusite. Porém, não é este o caso para a maioria.

A verdadeira sinusite é o resultado de uma infecção aguda nos seios da face. A palavra *infecção* pressupõe, necessariamente, a presença de um micróbio! A doença se caracteriza por febre, mal-estar geral, dor na região da face, mais especificamente na dos seios da face acometidos, que piora ao ser feito esforço ou ao abaixar a cabeça, além de coriza (corrimento nasal) amarelo-esverdeada com mau cheiro, e até lacrimejamento. Se não for desse modo, a dor muito provavelmente não é causada por uma sinusite, certo?!

"Ah, mas os exames de tomografia e ressonância magnética estão apontando um *velamento nos seios da face*. O laudo aponta uma possível *sinusopatia*."

É bem aí que entra a confusão, criada, às vezes, pelo próprio exame! Acontece que muitos exames, principalmente os mais sofisticados, como o caso da tomografia e da ressonância, podem apontar um *espessamento*, ou *velamento* nos seios da face, sem que isso queira dizer absolutamente nada na prática!!! Mas, como a pessoa sente muita dor bem naquela região, essa dor, acrescida dos resultados dos exames, faz muitos médicos do nosso meio crerem tratar-se de um caso de sinusite. Comodismo!

Este é o diagnóstico talvez mais óbvio, porém não necessariamente o correto. Graças a diagnósticos assim, muitas pessoas, como meu conhecido dentista, sofrem dor por tantos anos, tomando antibióticos atrás de antibióticos – e à toa! E acabam enfraquecendo, assim, suas defesas contra infecções reais, *furam* seus estômagos (além dos antibióticos, há os analgésicos e os antiinflamatórios que o estômago tem de suportar) e, o pior, continuam com dor de cabeça!

No caso do meu conhecido dentista consegui, finalmente, convencê-lo, há vários anos, a deixar de lado esse papo de sinusite e tentar um tratamento específico para enxaqueca. O resultado? Há anos ele deixou de ter as tais "crises de sinusite" que tanto o perturbavam!

Confusão nº 3 – Tumor cerebral

Alguns pacientes meus, no desespero, confessam preferir estar com um tumor cerebral, ou seja, com algo que se pudesse identificar nos exames e retirar fisicamente por meio de uma cirurgia, do que com a enxaqueca. Mas, em vez disso, os exames teimam em nada mostrar; e a dor continua, forte como nunca.

Já, para muitos outros pacientes que atendo, a possibilidade de a dor ser proveniente de um tumor cerebral é causa de muita preocupação.

"Doutor, não há chance de a minha dor ser devida a um tumor?"

Em muitos casos, a pessoa já me mostra exames de imagem (ex.: tomografia) feitos no passado, às vezes há vários anos, mas na vigência da mesma dor e dos mesmos sintomas, e me pergunta se não seria bom repetirmos os tais exames para verificar se, de lá para cá, não surgiu um tumor.

A coisa não é bem assim. Essa confusão, que é mais uma preocupação, com relação ao tumor é facilmente resolvida com um pouco de informação. Então vamos lá.

Em primeiro lugar, a dor de cabeça não é o único sintoma de um tumor cerebral, a não ser na imensa minoria (1%) dos tumores. Normalmente, o tumor cerebral começa a chamar a atenção por causa de outros sintomas neurológicos.

Por exemplo, a pessoa começa a puxar de uma perna ou passa a apresentar uma alteração progressiva e permanente na região visual. Nos casos em que a dor de cabeça é sintoma do tumor, esta é tipicamente de início recente (de, no máximo, meses) em comparação à enxaqueca, cuja dor pode ter estado presente, naquela pessoa, por vários anos.

A dor, no caso do tumor, pode vir acompanhada de convulsões, alterações mentais, dificuldade de concentração, desmaios, torpor, alterações da personalidade, náuseas e vômitos. Ela é tipicamente parecida com uma sensação de aperto. Parece que tem uma faixa apertando a cabeça.

Ao contrário da enxaqueca, cuja dor aparece e desaparece, a dor do tumor, uma vez instalada, não desaparece. É progressiva, ou seja, conforme o tempo vai passando, o tumor vai comprimindo, cada vez mais, as estruturas do cérebro próximas a ele. E se tais estruturas foram programadas para sentir dor, então, quanto mais estiverem sendo comprimidas pelo tumor, mais intensa vai se tornando a dor. Não é incomum uma dor persistente que parece se concentrar numa região específica da cabeça e vai aumentando com o passar do tempo.

A dor ocorre quando o tumor cerebral começa a *empurrar* (exercer pressão sobre) estruturas como as meninges, certas artérias e seios venosos. O cérebro em si não dói! Por isso, o tumor geralmente precisa estar bem evoluído para que alcance uma estrutura dolorosa. Antes que isso ocorra, a pressão do tumor sobre o cérebro já vai comprometendo sua função e provocando sintomas não necessariamente dolorosos, que podem representar distúrbios no funcionamento cerebral. A dor, na verdade, costuma ser um dos últimos sintomas que o paciente com tumor cerebral apresenta.

Ao contrário da enxaqueca, o tumor cerebral pode ser detectado em exames de imagem, como a tomografia computadorizada e a ressonância magnética.

O tratamento deve ser feito o mais rápido possível. Quanto mais cedo, maior a chance de cura.

Suzana, uma paciente minha de muitos anos, melhorou com o meu tratamento e trouxe sua mãe para uma consulta. A senhora tinha enxaqueca desde a adolescência. Com ela, iniciei um tratamento que também deu certo. Cerca de cinco anos mais tarde, a mãe de Suzana começou a se queixar de uma dor diferente das de antigamente, acompanhada de sintomas novos, com características que levantaram suspeitas de um tumor cerebral. Feita uma tomografia, constatou-se um pequeno tumor, que foi retirado com sucesso há seis anos. A mãe de minha paciente curou-se do tumor, mas ainda faz tratamento preventivo de sua enxaqueca!

Nessas ocasiões percebo, na prática, a importância do trabalho do médico perante a informação de seu paciente. É muito importante que o indivíduo conheça bem a doença que tem. Se Suzana e sua mãe não tivessem sido suficientemente esclarecidas desde o início – e durante – sobre seus tratamentos, poderiam ter achado que o médico foi negligente. Afinal, foram quatro anos de tratamento de enxaqueca antes do diagnóstico do tumor cerebral.

Se tivesse sido feita uma tomografia logo na primeira consulta, não se teria ganhado tempo? Não. A tomografia nada teria detectado quatro anos antes.

Quando você tem enxaqueca, sua chance de ter um tumor cerebral não é diferente daquela do resto da população. Por isso, da mesma forma que não se faz tomografia *preventiva* na população como um todo, também não se faz nos enxaquecosos. A enxaqueca é uma doença muito comum, e nada impede que uma pessoa que sofra dela venha a apresentar outras doenças no futuro, totalmente independentes, como, por exemplo, um tumor cerebral. O médico precisa estar sempre atento para diagnosticar corretamente o seu paciente, e, para que isso ocorra, pode ser necessária mais de uma consulta, uma boa dose de cooperação mútua e um excelente relacionamento com o paciente.

Infelizmente, o que se vê por aí são consultas-relâmpago e, conseqüentemente, um mar de pedidos de tomografia e ressonância, totalmente desnecessários, onerosos (aumentando demais o custo-saúde do nosso país e servindo apenas aos interesses da indústria de exames implantada dentro de hospitais, clínicas e laboratórios), o que dá ao paciente a falsa sensação de estar sendo bem examinado. Uma boa consulta está muito mais próxima de um bom bate-papo do que apenas de um interrogatório com perguntas e respostas objetivas.

Confusão nº 4 – Pressão alta ou baixa

Em minha larga experiência, tenho recebido – e recebo até hoje – pacientes mal orientados, ou até desorientados, com relação às medidas da pressão arterial durante uma crise de dor. Por isso, vamos esclarecer tudo, aqui e agora!

Hoje em dia, muita gente possui aparelho de medição de pressão arterial em casa; e mais: com o advento dos equipamentos eletrônicos de leitura digital, que dispensam o estetoscópio, medir a pressão tornou-se um ato suficientemente simples para qualquer um que queira fazê-lo.

O que acontece é o seguinte: em meio a uma crise de enxaqueca, lá está você, com a cabeça latejando, martelando, pulsando, apertando, doendo. Sua fisionomia pode estar pálida, suas mãos, geladas, suando.

Sua nuca, pescoço e ombros estão tensos, parecendo uma tábua. De repente, passa pela sua cabeça a idéia de que sua pressão pode estar desregulada. Será? Poderia ser essa, finalmente, a luz que poria fim ao mistério da causa de sua dor? Será que, afinal, o problema é a pressão?

Nessa hora, você, que tem aparelho em casa, vai até o armário, pega o equipamento e mede a própria pressão. Os que não têm, ou não estão em casa, vão ao posto médico da empresa em que trabalham ou ao pronto-socorro mais próximo, e lá alguém mede a pressão.

E constata que sua pressão está alta!

"Pronto", você conclui, "a causa do meu problema é pressão alta. Minha cabeça dói quando a pressão sobe".

Ledo engano!

Calma, ninguém está dizendo que a pressão não está alta ou a cabeça não está doendo. As duas coisas estão, realmente, acontecendo. Mas, mesmo assim, na maioria dos casos, a dor não é por causa da pressão.

A pressão, sim, é por causa da dor!

Funciona dessa maneira: a pressão não é uma coisa estática, que não se altera por nada, mas, sim, algo dinâmico, vivo, que reage, minuto a minuto, ao estado no qual seu corpo e mente se encontram.

Ora, no péssimo estado em que você se encontra na hora de uma crise, é óbvio que a pressão vai responder de acordo. Vai alterar, simplesmente acompanhando o seu mau estado geral. A pressão se ajusta à situação.

Conclusão: em meio a uma crise de enxaqueca, se você medir a pressão é perfeitamente possível que não apareça coisa boa no resultado. Sua pressão poderá estar alta. Ou baixa!

Traduzindo: numa hora de crise de dor, a pressão pode ficar uma bagunça completa. Você nem precisa se dar ao trabalho de ficar medindo. Para que dar tanta atenção se você sabe que, naquela circunstância, ela tem tudo para estar alterada? Lembre-se: a pressão depende do estado em que você se encontra. Uma crise de enxaqueca pode colocar qualquer um num estado físico e mental lastimável. A pressão simplesmente acompanha esse estado, alterando-se de acordo com ele. Quando a crise de enxaqueca tiver acabado – e o efeito dos remédios que você tomou tiver passado –, a pressão retornará aos níveis habituais.

Infelizmente, como se não bastasse o sofrimento da dor, a imensa maioria da população de sofredores de enxaqueca encontra-se totalmente desinformada. A maior parte dos médicos, por sua vez, não faz a menor idéia do que é realmente essa doença, e, por essa razão, a desinformação reina soberana.

A pessoa com enxaqueca, de tanta dor, vai ao pronto-socorro e, se sua pressão estiver alta (não estou falando de pressão MUITO alta) naquela hora, toda a atenção médica volta-se ao tratamento da pressão em vez do tratamento da enxaqueca. Algumas vezes, é dado um remédio que dilata os vasos sangüíneos. A pressão pode até baixar, mas a dor de cabeça, que já latejava, vai aumentar em intensidade graças à ação vasodilatadora da medicação.

Médicos e pacientes acabam se prendendo àquilo que podem medir. Todos procuram avidamente por alguma alteração, qualquer que seja ela. Mas, infelizmente, a enxaqueca em si não é detectável nos exames. Não importa qual o exame, uma alteração jamais representará a causa da enxaqueca. Pode ser, sim, uma conseqüência, quase sempre temporária, como é o caso da pressão arterial. E pode ser uma alteração que nada tenha que ver com a enxaqueca, como, por exemplo, no caso da pessoa que já sofre, normalmente, de pressão alta. Quem sofre de pressão alta não tem a chance aumentada de sofrer de enxaqueca.

Existem casos de crises hipertensivas, quadro bastante raro, porém muito perigoso, que podem ocorrer em pessoas já hipertensas, quando a pressão arterial sai completamente de controle, podendo subir a níveis estratosféricos. Não estou falando dos "17 por 11" de uma pressão alta, mas de valores bem maiores. Muito altos. Nesses casos, sim, ocorre uma dor de cabeça que não é enxaqueca, mas sintoma da crise hipertensiva, emergência médica que coloca a pessoa em alto risco de sofrer um derrame (hemorragia cerebral) e requer tratamento imediato.

Desse modo, a dor de cabeça causada por crise hipertensiva existe. Mas a enxaqueca com a queda de pressão, ou elevando-a a níveis não tão altos quanto os de uma real crise hipertensiva, também existe, assim como existe a atitude de desprezo do médico, em face desse último quadro, que prefere tratar a todos como se fossem vítimas de crise hipertensiva quando, pura e simplesmente, a cabeça dói e a pressão está alta.

APÊNDICE III

Outras dores de cabeça

1 – Cefaléia-rebote provocada por analgésicos

Alguns tipos de remédios podem precipitar dores de cabeça. Entre eles, os mais comuns são os vasodilatadores (remédios que dilatam os vasos sangüíneos), como aqueles contendo nitroglicerina, certos diuréticos, hidralazina, e alguns remédios para asma, como aminofilina. Isso para não falar de determinados remédios para emagrecer contendo anfetaminas e derivados, que também podem causar dor de cabeça.

Por fim, muitas vezes, quando se sofre de dor crônica e se lida com seu tratamento, encontramo-nos perante um problema muito sério: o uso abusivo, injudicioso, intempestivo e excessivo de certos remédios analgésicos.

A pessoa tem dor. Procura uma resposta. Ouve falar nos analgésicos. Toma-os por conta própria, em excesso. Não porque quer se prejudicar, mas porque, em seu desespero, acha que isso é a resposta, o que acaba levando ao abuso dessas medicações.

Os analgésicos são drogas preciosas; excelentes remédios. Não saberíamos como tratar algumas dores de cabeça se não fosse por eles. Todavia, precisam ser utilizados judiciosamente, prescritos e acompanhados por médico, e não utilizados a torto e a direito, aos punhados.

Afinal, eles possuem efeitos colaterais.

Assustou? Calma. Não estou dizendo que não é para tomar analgésicos, mas sim que se deve fazer uso correto deles.

Em meu consultório, a estatística mostra que mais da metade dos indivíduos que procuram minha ajuda vem tomando quantidades abusivas, excessivas, de medicamentos no intuito de obter alívio.

Não raro, recebo pacientes em primeira consulta que me contam estarem tomando dez a vinte comprimidos de analgésicos por dia (portanto, 300 a 600 por mês; 3.600 a 7.200 por ano!) ou de cinco a oito miligramas de *tartarato de ergotamina* (substância que pertence a uma classe de drogas diferente dos analgésicos, para o tratamento das crises de dor) diários!

Sem falar daqueles que tomam, regularmente, quantidades preocupantes de tranqüilizantes, hipnóticos e até narcóticos, drogas que podem facilmente causar dependência, em especial em indivíduos com dor.

Afinal, muitos desses indivíduos não dormem bem por causa da dor, encontram-se cronicamente irritados e ansiosos por causa dela e tomam o que quer que seja (até mesmo um narcótico) para tentar se livrar do incômodo causado por ela.

Além disso, como já foi dito, os analgésicos, úteis no controle de certas dores de cabeça, podem agravá-las ou provocá-las.

Como isso ocorre? Bem, em resumo, costumo explicar a meus pacientes que, ao mesmo tempo em que agem inibindo a dor, os analgésicos podem agir minando os mecanismos internos de controle da dor quando tomados em excesso por pacientes com enxaqueca.

Na verdade, demonstrou-se que a administração exagerada de analgésicos pode interferir na produção das endorfinas. Estas são substâncias químicas neurotransmissoras produzidas no cérebro, relacionadas à sensação de analgesia e bem-estar. Sua produção é modulada por dois tipos de células:

- As células *on*, que induzem sua produção; e
- As células *off*, que a inibem.

Pois bem. Existe um estudo mostrando que a administração abusiva de analgésicos pode inibir as células *on* e estimular as *off*, levando assim a uma dupla inibição das células produtoras de endorfina, neurotransmissor envolvido no controle da dor.

Sem endorfinas suficientes, o paciente passa a depender da ingestão cada vez mais freqüente de analgésicos para poder se manter numa condição tolerável.

Isso não significa necessariamente mantê-lo sem dor, mas muitas vezes com uma dorzinha de base e ingerindo o analgésico para evitar surtos mais fortes (que mesmo assim podem aparecer!).

O que observamos aqui? Que a pessoa pode criar, como já dito antes, um fenômeno de tolerância (no sentido de que a mesma dose não faz mais o mesmo efeito, e o paciente vai aumentando-a até o ponto em que fique muito próxima de níveis tóxicos) e dependência, num processo que denominamos *fenômeno rebote*.

Este nome deriva do fato de que, se você interromper o uso dos analgésicos que está *acostumado* a tomar em excesso, a dor pode voltar *de rebote*.

É como no basquete. Você joga a bola ao cesto e, quando erra, ela volta de rebote!

Em resumo: analgésicos são medicamentos apropriados para o tratamento de dores de cabeça entre leves e moderadas, não freqüentes, ou de dores de cabeças muito fortes que não respondem a tratamentos mais específicos. Esse grupo de drogas compreende os analgésicos simples, como a aspirina e o acetaminofen, bem como os opiáceos (narcóticos).

Os mecanismos de ação dos analgésicos simples resumem-se, provavelmente, na inibição da síntese de prostaglandinas (substâncias relacionadas ao propiciamento da dor).

Todavia, podem inibir as endorfinas (substâncias relacionadas à inibição da dor), bem como provocar a chamada *cefaléia-rebote*.

Este fenômeno caracteriza-se por tornar ineficaz qualquer medida de tratamento preventivo enquanto não forem retirados os analgésicos.

Essa retirada pode requerer hospitalização, bem como certo tempo para estabilizar os sistemas fisiológicos até que a medicação preventiva reduza a freqüência das crises.

O fenômeno rebote possui as seguintes características:

- Aumento gradual da freqüência das dores de cabeça.
- Dependência, física e psíquica, cada vez maior do uso de quantidades crescentes de analgésicos.
- Falha da medicação preventiva no controle das crises.
- Reinício previsível das dores de cabeça, horas ou dias após a última dose de medicação analgésica.

A simples correção do fenômeno rebote pode, por si só, reduzir a freqüência das dores de cabeça.

Em outras palavras, estudos demonstram que, se o indivíduo ficar um tempo sem tomar os analgésicos dos quais vinha fazendo uso excessivo, sua dor vai se tornar menos freqüente.

Normalmente a pessoa não consegue sair desse ciclo vicioso sozinha. Podem ser necessários remédios específicos para que não sinta aquela dor conforme se retiram os analgésicos.

2 – Cefaléia tensional

É comum ouvirmos a estatística de que nove entre dez pessoas já tiveram ao menos uma dor de cabeça em suas vidas. Dessas, a maioria enquadra-se, segundo alguns pesquisadores, nos critérios diagnósticos de cefaléia tensional.

Na verdade, as pessoas adeptas ao uso do termo cefaléia tensional diferenciam duas modalidades desta doença.

A aguda, que representaria um problema temporário, provavelmente em resposta a algum evento específico. Muitas pessoas ficariam com essa dor de cabeça após um dia cheio ou um período estressante. Geralmente, esse tipo de dor responde muito bem a um simples analgésico, uma soneca ou simplesmente a um período de relaxamento.

A crônica, por outro lado, representaria um problema mais duradouro, podendo ocorrer todos os dias. Geralmente, a pessoa acorda com a dor ou começa a senti-la ainda pela manhã.

Os defensores desse termo – cefaléia tensional – argumentam que essas dores, ao contrário da enxaqueca, ocorreriam desacompanhadas de "premonições", auras, náuseas, vômitos e outros sintomas. A dor normalmente é fraca, permitindo ao indivíduo continuar com suas atividades normais.

A localização da dor costuma ser na testa e/ou parte de trás da cabeça. Ou, classicamente, em volta da cabeça, como se fosse um torniquete comprimindo-a. Pode começar na nuca e ir para a frente, atingindo ambos os lados. Às vezes pode doer mais de um lado que de outro.

Além da dor de cabeça, a exemplo da enxaqueca, pode ocorrer dor nos músculos dos ombros e das costas. Vários indivíduos apresentam nódulos de contratura muscular ao longo dessas regiões – da mesma forma que os enxaquecosos.

Também segundo os que teorizam a cefaléia tensional, a ocorrência do problema é mais comum quando se trabalha intensamente por vários dias num ritmo alucinante, quando é preciso lutar contra o relógio por causa, por exemplo, de um prazo. A enxaqueca também pode ser assim.

Ou, então, quando se fica muito tempo na mesma posição, principalmente quem escreve, lê ou dirige. Diz-se o mesmo para a enxaqueca!

Normalmente essa dor pode melhorar com a aplicação de compressa fria ou quente na cabeça. Uma boa massagem na nuca pode fazer maravilhas também. Com a enxaqueca não é diferente.

Enfim, na minha opinião, o termo cefaléia tensional é muito enganoso. Na verdade, a cada dia mais especialistas, em outros países, estão descartando este termo. Não costumo mais usá-lo, simplesmente porque, na verdade, não sabemos o que cefaléia tensional quer dizer.

Será que é tensão muscular ou emocional?

Será tensão provocada pela dor ou dor provocada pela tensão?

O termo cefaléia tensional é muito confuso! De fato, é muito mal compreendido, uma vez que muitos (inclusive eu) acreditam que a maior parte das pessoas rotuladas como sofrendo de cefaléia tensional está, na verdade, sofrendo de um desequilíbrio químico cerebral semelhante àquele da enxaqueca, e apenas manifestando esse desequilíbrio de maneira diferente.

E mais: as pessoas sujeitas a essas dores podem apresentar períodos de crises muito fortes, do tipo de uma enxaqueca, com náuseas e outros sintomas da doença.

Será que essas pessoas têm, de fato, dois diagnósticos?

Da mesma forma que a enxaqueca, é freqüente a presença de distúrbios do sono, nos quais o indivíduo não consegue adormecer ou acorda durante a noite, ou, ainda, não consegue se sentir descansado. Essas pessoas tomam quantidades excessivas de analgésicos, apresentam depressão cada vez maior e vão piorando com o passar do tempo. Puxa... Mas a enxaqueca também é assim!

A maioria das pessoas rotuladas como apresentando 'cefaléia do tipo tensional' começaram com dores de cabeça do tipo enxaqueca.

Em outras palavras, começaram com dores intermitentes e ocasionais, que podiam ser acompanhadas de náuseas, vômitos, aversão à claridade e ao barulho, e podiam até ser precedidas por uma aura.

Porém, passados vários anos, esses pacientes começaram a apresentar dor de cabeça diária.

Às vezes, a dor diária é significativamente severa; em outras, fraca, uma sensação constante de desconforto.

Mas, em meio a essas dores leves, é possível apresentar, vez ou outra, crises fortes e agudas.

Da mesma forma que na enxaqueca, os portadores de 'cefaléia do tipo tensional' podem apresentar depressão, distúrbios do sono e uso excessivo de analgésicos. Além disso, muitos são capazes de apontar outros membros da família que sofrem de dor de cabeça.

Por muitos anos, o termo cefaléia tensional tem sido utilizado para englobar qualquer dor de cabeça que não se encaixe em outro diagnóstico. Do mesmo modo, o próprio termo sugere que a cefaléia seja atribuída, em grande parte, a fatores emocionais. Dizia-se que esses pacientes eram indivíduos tensos ou reprimidos, cujas emoções não exteriorizadas provocavam a contração de seus músculos, o que levava à dor de cabeça.

Que balela!

Sabe o que aconteceu quando foi realizado um estudo medindo o grau de contração dos músculos em pacientes com cefaléia tensional e naqueles com enxaqueca?

Os segundos apresentaram maior grau de contratura muscular que os primeiros!

Pessoalmente, acredito que a enxaqueca – e o que se chama por aí de cefaléia tensional – seja uma forma distinta de manifestação da mesma doença, dividindo a mesma origem e o mesmo tratamento (inclusive com os mesmos remédios) que você leu neste livro.

3 – Cefaléia-em-salvas

Trata-se de um tipo mais raro de dor de cabeça que, ao contrário da enxaqueca, acomete bem mais homens que mulheres.

A idade de início dos sintomas da cefaléia-em-salvas costuma ser mais avançada que aquela da enxaqueca. Ela geralmente começa a se manifestar na terceira década de vida (entre 21 e 30 anos), enquanto a enxaqueca normalmente se inicia na segunda (entre 11 e 20 anos de idade).

Isso não quer dizer que o quadro não pode ter início depois dos 60 anos ou antes dos 15.

O termo cefaléia-em-salvas advém do fato de essa doença caracterizar-se por uma salva de dores de cabeça (no mesmo sentido de uma salva de palmas, em que todos batem palmas ao mesmo tempo, durante um período relativamente curto) seguida de um período sem dor.

A pessoa, classicamente, tem uma salva de, digamos, duas semanas, ou um mês, ou dois meses, de ataques de dores de cabeça (normalmente mais de um ataque por dia durante esse período), ao que se segue um período de também, digamos, vinte dias, cinco meses, um ano ou mais sem dor de cabeça, para depois voltar a apresentar nova salva. Daí cefaléia-em-salvas.

A duração média de cada salva, ou seja, o período de tempo durante o qual as crises ocorrem, é de três a dezesseis semanas.

O período de remissão entre duas salvas costuma ser, em média, de aproximadamente doze meses, embora possa durar muito menos (quinze dias) ou muito mais (anos) em alguns casos.

Estranho, não é mesmo?

Mas você ainda não viu nada.

Durante o período da salva, costumam ocorrer várias crises num mesmo dia, todos os dias. Geralmente ocorrem, em média, de uma a três crises ao dia. Contudo, até seis crises podem acontecer num mesmo dia.

A duração de cada uma dessas crises é bastante curta, variando entre 15 minutos e 2 horas (normalmente, quanto mais crises num dia, menor o tempo de duração de cada uma).

O interessante é que o indivíduo geralmente sabe com precisão a época do ano (ou do mês) em que ocorre cada salva e, dentro de cada uma, a que horas acontece cada crise e quantos minutos duram.

Em outras palavras, o paciente pode ser capaz, por exemplo, de dizer: "Doutor, minha dor vem às duas da tarde, às 8 da noite e às 2 da manhã, durando exatamente 45 minutos, e, passado esse tempo, ela simplesmente desaparece. E tem mais: ela acontece todos os dias, mas só durante os meses de abril e maio. No restante do ano, ela simplesmente não existe".

Intrigante, não é mesmo? (Coloquei o exemplo desse paciente para que você possa ter uma ilustração do quadro, mas é claro que ele pode apresentar muitas variações.)

Esta dor tem ainda mais uma característica interessante: acomete somente um lado da cabeça, nunca os dois.

Só que tem um detalhe importante: a dor da cefaléia-em-salvas é extraordinariamente intensa.

Fortíssima!

Talvez seja a maior dor que se conhece; maior que a dor do parto e a da cólica dos rins.

É a única cefaléia primária que pode levar ao suicídio!

Os pacientes usam os piores termos para descrever essa dor: sensação de tiro, facada, esmagamento, de que "alguém está batendo um prego" ou "encostando um ferro em brasa e furando a têmpora (ou o olho) até atingir o cérebro".

Geralmente, a dor localiza-se numa das têmporas e/ou num dos olhos (embora outras localizações possam ocorrer). Pode mudar de lado de crise para crise ou de salva para salva, mas nunca acomete os dois lados da cabeça ao mesmo tempo. Pode irradiar-se para a região da mandíbula, do queixo e dos dentes.

A dor é quase sempre acompanhada de outros sintomas. O olho do mesmo lado da dor fica vermelho e lacrimeja (o outro não); a narina do mesmo lado entope e escorre; a pálpebra do lado afetado pode cair um pouco; pode ocorrer aumento da sudorese do mesmo lado (ou dos dois lados); o rosto pode ficar todo vermelho; os vasos sangüíneos da região da têmpora (do lado afetado) podem ficar sensíveis e pulsar visivelmente; e ao exame podem-se observar alterações na pupila desses pacientes (do lado da dor).

Ao contrário da enxaqueca, os pacientes com cefaléia-em-salvas não costumam apresentar enjôo e vômitos, assim como os sintomas de "aura" descritos na enxaqueca.

Esses pacientes, quando em crise, talvez pela imensa intensidade da dor, tendem a não ficar parados ou quietos (como ocorreria na enxaqueca), mas sim andando de um lado para o outro, gritando, mexendo-se e às vezes fazendo coisas impensadas, como bater a cabeça em algum canto, conforme me descreveu um doente.

O paciente costuma prever que a crise está se aproximando por uma leve sensação de *latejamento* sem dor, ou formigamento, ou pequeno aperto na região da têmpora. Outros podem sentir algum desconforto na região do pescoço um pouco antes de a dor começar.

Logo que ela começa, rapidamente vai progredindo, até atingir um pico, após o qual termina de maneira abrupta (ou, em alguns casos, mais vagarosamente).

As crises podem ocorrer a qualquer hora do dia ou da noite, sendo bastante comum o paciente acordar de madrugada com dores.

Como na enxaqueca, as crises de cefaléia-em-salvas podem ser provocadas por alguns fatores. Um dos precipitantes mais típicos é a bebida alcoólica.

Mais da metade dos pacientes com cefaléia-em-salvas possuem tendência marcante a ter suas crises provocadas pela ingestão de álcool (por menor que seja!).

Mas isso somente durante o período de salva. Naquele entre uma ou outra salva, o indivíduo pode consumir álcool sem provocar crise.

A cefaléia-em-salvas crônica difere da modalidade episódica pela ausência de períodos de remissão. É diagnosticada quando as crises ocorrem por mais de um ano sem remissão ou quando as remissões duram menos de quatorze dias.

Mas, afinal, qual a causa da cefaléia-em-salvas?

A verdade é que não existem dados bioquímicos convincentes ou suficientemente claros para oferecer visão aprofundada da verdadeira origem das cefaléias-em-salvas.

Uma das teorias, muito aceita, é a de que a cefaléia-em-salvas representa um distúrbio de uma região do cérebro responsável por aquilo que chamamos de relógio biológico.

O relógio biológico fica localizado no cérebro, dentro de uma região denominada hipotálamo, numa área conhecida como núcleo supraquiasmático.

O hipotálamo é um verdadeiro centro de integração do cérebro, bem como aquele que gera sensações como fome, sede, impulso sexual, entre muitas outras.

O núcleo supraquiasmático recebe este nome por encontrar-se logo acima da região do quiasma óptico (onde as fibras dos nervos ópticos de ambos os olhos se cruzam antes de transmitir as imagens da visão ao cérebro). Tal localização configura-se estrategicamente, pois é desta maneira que é possível ao núcleo possuir conexões com o quiasma e saber se está claro ou escuro, se é dia ou noite.

Com essas informações, o núcleo supraquiasmático determina os chamados ritmos circadianos do indivíduo. A palavra circadiano vem do latim circa diem ("cerca de um dia").

Um exemplo típico de ritmo circadiano seria o ciclo sono/vigília. Este ciclo se repete em um intervalo médio de um dia.

Há também ritmos supradianos, cujo ciclo se repete a intervalos maiores que um dia (exemplo típico: a menstruação, que ocorre a cada 28 dias em média), e infradianos, que seriam eventos que ocorrem mais de uma vez ao dia (por exemplo: liberação de certos hormônios).

Deste modo, o núcleo supraquiasmático representa verdadeiro marca-passo para alterações cíclicas do meio interno, podendo muito bem ser o responsável pela ativação de uma descarga neuronal sobre o nervo trigêmeo, induzindo assim uma crise de dor de cabeça.

Esta linha de raciocínio pode explicar vários fenômenos, entre os quais a periodicidade circadiana de crises isoladas de cefaléia-em-salvas, bem como a recorrência periódica das salvas.

Além disso, foi comprovada alteração circadiana nos níveis secretórios de diversos hormônios durante os períodos de salvas. A maior parte desses ritmos retorna ao normal durante períodos de remissão.

A cefaléia-em-salvas possui tratamento estabelecido e eficaz que envolve remédios, bem como o oxigênio a 100% para ser inalado no decorrer da crise.

4 – Nevralgia do trigêmeo

Trata-se de um quadro especial de dor que se localiza na região do nervo trigêmeo, responsável pela sensibilidade da parte da frente da cabeça (digamos, adiante da linha do cabelo).

Recebe este nome por dividir-se em três ramos: frontal, maxilar e mandibular.

Nevralgia, por definição, é dor ao longo do curso de um nervo. Caracteriza-se por ser de curta duração, lancinante e em pontada (sensação de ter levado um choque).

Costuma ocorrer numa idade mais avançada que a enxaqueca e a cefaléia-em-salvas e atinge ambos os sexos, embora um pouco mais mulheres que homens.

A dor quase sempre ocorre de um só lado da face. Muito raramente pode acontecer nos dois.

Ela não dá sinal, aparece de repente, bem intensa, durando cerca de um segundo, mais ou menos. Parece mesmo um choque elétrico. Costuma vir uma atrás da outra, em seqüência, e ser provocada por fatores como escovar os dentes, mastigar, falar, rir, fazer pressão em certos pontos da face (mesmo que um leve toque) ou receber uma rajada de vento frio. Por esse motivo, costuma atrapalhar muito o ato de comer, fazer a barba, realizar a higiene bucal etc.

Em geral, não ocorre durante o sono.

Normalmente, quando a seqüência de *choques* termina, permanece uma dor surda residual que pode durar várias horas.

Todo este quadro pode simplesmente desaparecer por longos períodos (o que lembra a cefaléia-em-salvas), mas no geral a dor acaba voltando depois de outro quadro.

Conheço este problema bem de perto, pois, além de alguns de meus pacientes, um amigo meu sofre dele.

Às vezes, vejo-o de barba por fazer, andando devagar, com um capuz na cabeça. Nessas horas, já sei que ele está com nevralgia. Vento frio para ele é o inferno!

Por que essa dor ocorre?

Bem, a maioria desses pacientes possui uma compressão em algum ponto do nervo trigêmeo, o que pode justificar o problema.

Também existem dados clínicos e experimentais apontando para um distúrbio na própria fibra nervosa, denominado desmielinização, pelo qual o nervo vai perdendo a *cobertura* externa de uma substância chamada mielina.

Outras possíveis causas para esta nevralgia precisam sempre ser descartadas, como, por exemplo, um tumor ou algum problema nas artérias próximas ao nervo.

Certos problemas dentários também podem afetar o nervo trigêmeo, de modo a provocar nevralgia.

Todos esses problemas, quando apropriadamente tratados, fazem com que a nevralgia desapareça. Por isso, é preciso sempre que o médico elimine a possibilidade dessas causas mencionadas, entre outras.

O tratamento da nevralgia do trigêmeo não é muito simples. Existe um medicamento, denominado carbamazepina, muito utilizado – e com bastante sucesso – para esta doença. Outros remédios podem ser utilizados caso a carbamazepina, sozinha, não faça efeito. Outros recursos envolvem bloqueios do ramo afetado do nervo trigêmeo, utilização de radiofreqüência para neutralizar a ação desse ramo, e até cirurgia.

APÊNDICE IV

Perguntas e Respostas

1. Sofro de enxaqueca. Lâmpadas fluorescentes podem desencadear dores de cabeça?

Luzes intermitentes, como as dos faróis de carros que passam no sentido contrário ao seu, na estrada, são potenciais desencadeantes de crise. Flashes de máquinas fotográficas, quando disparados em sucessão, também.

Atenção, caro leitor: lâmpadas fluorescentes – aquelas frias, que economizam energia – não economizam dores de cabeça! Este tipo de lâmpada, infelizmente cada vez mais presente nos ambientes de trabalho e até no interior dos lares, é um potencial facilitador do surgimento de crises de enxaqueca. Com esse tipo de luz, você economiza de um lado (conta de luz), mas pode não economizar do outro (contas de remédios e horas perdidas com dor). Um dos possíveis mecanismos é que a luz da lâmpada fluorescente não é contínua, e sim intermitente, ou seja, acende e apaga muitas vezes por segundo, processo imperceptível aos olhos. O ambiente dá a impressão de estar continuamente iluminado, mas a luz acende e apaga, rápida e sucessivamente, o que pode estimular partes sensíveis e inconscientes do nosso sistema nervoso e resultar numa facilitação das crises.

2. Na alimentação sugerida, a pimenta está liberada. Mas ouvi dizer que alguns tipos de pimenta podem provocar hemorróidas. É verdade?

Não é verdade. É puro mito.

3. O que é melhor: compressas frias ou quentes?

Teoricamente, quando você não está com dor, a aplicação de compressas quentes é recomendável, pois o calor favorece a circulação sangüínea, aumentando a oxigenação dos tecidos. Propicia também o relaxamento da musculatura da cabeça, combatendo tensões que poderiam facilitar o aparecimento da dor. A aplicação de compressas frias durante a crise de dor reduziria, na teoria, a circulação, estreitando os vasos sangüíneos. Pode ser muito útil para as enxaquecas que ocorrem com latejamento dos vasos da(s) têmpora(s), logo abaixo da superfície da pele.

O frio possui a capacidade de reduzir a sensibilidade dos terminais nervosos para a dor.

A sensação de baixa temperatura é transmitida ao cérebro pelas mesmas fibras nervosas que transmitem a dor, podendo, assim, *atropelar* e suprimir a sensação dolorosa. Em outras palavras, em vez de receber uma informação de dor, o cérebro acaba, na teoria, recebendo uma de frio.

Na prática, já ouvi relatos de pessoas que melhoram de maneira significativa, nas crises, com compressas mornas ou quentes. Minha conclusão, hoje, é a de que você deve descobrir qual das duas opções é mais eficaz para o seu organismo. Use a explicação teórica acima apenas como base para suas primeiras tentativas.

4. Estou seguindo as recomendações alimentares e perdendo peso. Isso é normal?

Sim, é normal e esperado. A maior parte dessa perda se dá no primeiro mês. Não porque você vai passar fome – a dieta não recomenda isso –, mas sim porque, com a supressão do açúcar refinado, dos pães, das massas e de outros alimentos que se transformam muito rapidamente em açúcar no organismo, nos primeiros três meses seu corpo perde água!

Açúcar é carboidrato. A parte *carbo* é leve, e a *hidrato*, pesada. Quando você deixa de sobrecarregar seu organismo com tanto açúcar, ocorre um ajuste, refletido pela queima do excesso pelo seu corpo. À medida que isso acontece, você, obviamente, perde a parte do *hidrato*, ou seja, a água, e assim *desincha*. Daí a perda de peso. Este processo de reequilíbrio de água no organismo é extremamente importante para a obtenção do alívio da sua enxaqueca. Uma vez perdido o excesso de água, a tendência do peso é estabilizar-se.

Se você já era magro, mas comia pães e/ou massas/doces em quantidade, vai passar pelo mesmo processo. Gordos e magros perdem peso até atingirem seu peso "real", ou seja, sem todo aquele excesso de água acumulada. Os magros podem não gostar da idéia, porém não devem se esquecer de que o excesso de água em seu organismo não era natural. Se quiserem ganhar peso, devem fazê-lo praticando musculação e atividade física adequada, não à custa do eventual efeito *cosmético* prejudicial dos carboidratos em excesso.

Se você estava acima do seu peso ideal, com certeza vai gostar muito desta dieta. Você pode chegar a perder 15% do seu peso inicial só em água! Isso, mais as caminhadas, mais as horas de sono suficientes, mais o reaprendizado alimentar além dos três primeiros meses, mais o reequilíbrio hormonal, ajudarão muito no sentido do retorno tão desejado ao seu peso ideal.

5. A proposta de mudanças alimentares proíbe, por três meses, uma série de coisas muito gostosas, como massas, chocolates, bolos, sorvetes, bebidas alcoólicas, pão italiano, lasanha, batatas fritas. Estou seguindo tudo à risca. Mas, e depois dos três meses? Como fica a alimentação?

É como falei no capítulo da dieta: É preciso ganhar uma nova base alimentar. Durante os três primeiros meses, você não sai da base. Ao longo desse período, criará um porto seguro para os seus novos hábitos. Pesquisará e descobrirá novas receitas, deliciosas, com os ingredientes saudáveis permitidos pela dieta, e novos lugares para comer fora. Na minha opinião, o melhor livro para você pesquisar novas receitas culinárias é, sem dúvida, o *Nourishing Traditions*, de Sally Fallon. Ao cabo dos três meses, a dieta termina, e uma nova vida alimentar recomeça. A partir daí, você poderá julgar as ocasiões especiais em que vale a pena deslocar-se dessa base para aventurar-se com qualquer comida. Seu livre-arbítrio será soberano. Caberá a você decidir se a ocasião compensará. Quando achar que realmente vale a pena, coma sem remorso. Mas, depois, volte à sua nova base e continue descobrindo novos ingredientes saudáveis para o seu dia-a-dia. Não pare nunca de pesquisar e desenvolver seu conhecimento neste sentido.

O mais importante é deixar de consumir automática e inconscientemente aquilo que não vale a pena ser consumido, em termos de saúde física. Ao ingerir alguma "gostosura proibida" apenas ocasionalmente e dentro de uma rotina alimentar saudável, você passará a usufruir muito mais de momentos que, antes, eram até despercebidos de tão rotineiros.

Enquanto alguns vão comer fora por lazer todas as semanas, para minha esposa e eu, é uma grande ocasião. Um programa muito especial, uma saída da rotina. Nesse dia, tomamos as providências para que tudo dê certo. Chegamos bem cedo a fim de evitar filas, escolhemos um lugar com excelente ambientação, ótimo atendimento (pode até ser mais caro, mas vamos tão pouco...), e lá, entre um prato e um gole de caipirinha, parece que estamos nas nuvens. Tantas risadas, conversas, tanta animação, tudo é uma festa! Ao nosso redor, reparamos, às vezes, pessoas que quase nem estão conversando. Pessoas que, muito provavelmente, encaram comer fora como um programa obrigatório e rotineiro, ou simplesmente não se dão ao trabalho de diversificar suas opções de lazer.

Use seus três primeiros meses como ponto de partida para uma vida mais rica nessas opções. Não se esqueça: as grandes melhoras, assim como as grandes curas, sempre envolvem mudanças. Então, mude para melhor!

6. Estou indo dormir bem mais cedo, caminhando e fazendo a dieta há algumas semanas, mas percebo que minhas dores de cabeça, irritabilidade e depressão, ao contrário de melhorarem, pioraram. Será que estou fazendo algo errado?

Atenção, caro leitor! É possível ocorrer uma piora durante as primeiras duas a seis semanas. Esse agravamento inicial e temporário dos sintomas está totalmente de acordo com a lógica da Parte 3. Você tem muita serotonina, só que seus receptores estão *anestesiados*, *surdos*, resistentes à substância. Sem a serotonina reagindo com os receptores, tudo se passa como se você tivesse pouca serotonina. Daí a enxaqueca. Para reverter esse processo, é preciso ir dormir bem mais cedo, mudar a alimentação e se mexer, de modo que diminua a serotonina de excessiva para normal. Uma vez normalizada a quantidade de serotonina, seus receptores também vão se recuperando daquele estado de resistência à substância.

Todavia, existe um período inicial (semanas) no qual sua serotonina está diminuindo, mas seus receptores ainda continuam resistentes. Quer dizer, se tudo já se passava antes como se você tivesse pouca serotonina, agora então, que ela está baixando, é de se esperar uma piora dos sintomas. Essa piora se prolonga até o dia em que a natureza reverter o estado de resistência dos receptores. Não se preocupe. Foi a natureza quem os desligou, e será ela quem vai ligá-los novamente. Só é preciso um tempo. Durante esse tempo, é possível sentir uma piora. Esse período de transição corresponde a duas a seis semanas, em média.

É justamente nesse período que os remédios preventivos (Parte 3) podem cair como uma luva. Enquanto você faz sua lição de casa e baixa a serotonina, essas drogas, prescritas e acompanhadas pelo seu médico, fazem o trabalho delas, imitando artificialmente a serotonina, evitando, assim, possíveis trancos e barrancos no início do tratamento. Com o tempo, é só seu médico ir diminuindo gradualmente a dosagem dos remédios.

7. Estou seguindo as sugestões do livro há mais de seis meses. Passei pelo período inicial mais rigoroso de três meses e atualmente sigo minha vida com novos hábitos incorporados. Tive uma melhora significativa em comparação com a época anterior às minhas mudanças. No entanto, ainda tenho dores. É possível melhorar mais? É possível eu vir a me curar?

Sim, é possível. A medicina não tem a cura das doenças. O médico não cura, tampouco os remédios. Quem faz isso é você mesmo! De dentro para fora! Hábitos e estilo de vida saudáveis propiciam e favorecem os processos de regeneração que o seu organismo já possui. Lembre-se de que seu organismo evoluiu, ao longo de milhões e milhões de anos, no sentido de permanecer saudável e recuperar-se de eventuais percalços. Seu organismo funciona melhor quando saudável, por isso desenvolveu e evoluiu mecanismos naturais para retornar a este estado sempre que se desvia dele. Pena que a medicina não se preocupa em estudar, entender e amplificar esses mecanismos tanto quanto se preocupa com remédios e cirurgias.

A melhora dos sintomas, que se dá em poucos meses com as mudanças de estilo de vida aqui sugeridas, pode aumentar com a passagem do tempo. Durante os últimos quatro anos, já tive muitas vezes a alegria de dar alta a pacientes felizes pela perspectiva de independência do médico, sujeitos apenas, como tantos indivíduos normais por aí, a uma ou outra dor de cabeça que cede com doses baixas de analgésicos comuns.

Você deve persistir nas suas mudanças e aprimorá-las sempre. Use a Escala MAIS de Qualidade de Vida (Parte 1, título 1.2) para medir e monitorar sempre seus hábitos. Torne seu estilo de vida o mais saudável possível. Leia mais a respeito. Jamais ignore o quanto você pode fazer por você mesmo.
Por sinal, isto me lembra outra pergunta.

8. Tudo que está aqui pode ser muito bonito na teoria, porém, minha vida não permite que eu adote, na prática, as mudanças sugeridas. Acordo muito cedo, sem tempo para me alimentar, trabalho o dia inteiro, não tenho hora certa para almoçar, não existe opção de comida saudável perto do meu trabalho, não tenho hora certa para encerrar o expediente, arrumei um curso à noite, janto qualquer coisa, chego em casa muito tarde, cansado demais para cozinhar algo saudável, e ao mesmo tempo agitado demais para ir dormir. Só durmo quando minha filha chega em casa de madrugada... E tenho enxaqueca. Meu humor é péssimo. Não tenho tempo; quero melhorar logo. Será que não tem nenhum médico que possa me passar um remedinho e curar meu problema?

Não. A medicina não tem a cura das doenças, somente remédios, e eles não curam nem resolvem sozinhos o problema da enxaqueca.

Repito: jamais ignore o que você pode fazer por você mesmo. Existem pessoas que levam um estilo de vida tóxico, e por isso estão doentes. A pergunta acima é um exemplo.

Às vezes, um estilo de vida tóxico assim não tem uma solução a curto prazo. Você pode ter embarcado nessa roda-viva antes de sequer fazer a mínima idéia do quanto ela acaba com sua vida. Porém, nunca é tarde para planejar mudanças futuras.

Coloque-se no lugar da pessoa acima. Digamos que esse curso à noite, citado na pergunta, termine somente no final do ano. Digamos, também, que ela não tivesse a menor idéia de nada daquilo que estamos falando aqui. Nessas condições, é perfeitamente possível imaginar que, uma vez terminado seu curso, nada a impediria de embarcar em outro compromisso noturno qualquer. Hoje, com este livro em sua bagagem, você possui informações que o permitem arbitrar, com mais propriedade, os prós e contras das suas decisões, qualquer que sejam elas, no tocante ao rumo de sua vida.

Existem compromissos e obrigações dos quais pode não ser possível se livrar de um momento para outro, mas que agora você sabe, resultam num estilo de vida que causa a doença (Parte 2). Mais uma vez, a cura depende só de você. Da sua capacidade de modificar, planejada e conscientemente, sua vida, de modo que se transforme de tóxica em saudável.

9. Tomo pílula anticoncepcional (ou faço uso de outros métodos contraceptivos que envolvem drogas com ação hormonal, como implantes e anéis vaginais, ou reposição hormonal pós-menopausa). Estou seguindo à risca as recomendações alimentares de sono e de exercício – propostas no livro – há vários meses, porém não estou melhorando. Por quê?

Provavelmente, por causa da droga com ação hormonal. A enxaqueca pode ser influenciada pelo desequilíbrio hormonal.

Sem equilíbrio hormonal, não há saída para a enxaqueca. E as drogas contraceptivas com ação hormonal, assim como a reposição hormonal convencional, jogam esse equilíbrio direto no lixo. Existem tratamentos anticoncepcionais diferentes da pílula (DIU, por exemplo) e reposições hormonais naturais que favorecem a manutenção do equilíbrio hormonal.

10. Estou tentando seguir as recomendações do livro. Parei com a pílula anticoncepcional e resolvi colocar um DIU. Fiquei sabendo que existem dois tipos de DIU, um tradicional e outro que libera progesterona e impede sangramentos menstruais irregulares. Ouvi falar que esses sangramentos irregulares podem ocorrer mais em quem coloca o DIU sem a tal progesterona. Qual DIU é o melhor?

O melhor é o DIU tradicional. Essa "progesterona" que o DIU moderno libera não é, na verdade, progesterona, e sim um progestágeno, nome dado às progesteronas artificiais modificadas em laboratório. Essa confusão de nomes é muito comum. Acontece que esse hormônio artificial não ajuda em nada na restauração e manutenção do equilíbrio hormonal. Muito pelo contrário.

A propósito, a razão pela qual existe uma tendência de escapes de sangue irregulares nas mulheres que implantaram um DIU, mas antes disso faziam uso de pílula, pode ser porque a interrupção da pílula evidenciou um desequilíbrio hormonal que essa mulher já tinha, mas estava sendo mascarado, disfarçado, pela pílula, que forçava as menstruações a serem regulares, sem resolver o problema hormonal.

11. Eu tomava pílula por causa de TPM, cistos de ovário, sensibilidade nas mamas, espinhas na pele e menstruações irregulares. Ou, então, eu fazia tratamento de reposição hormonal por causa de ondas de calor e oscilações de humor. Parei, por recomendação deste livro. Até entendo, agora, que a pílula/reposição hormonal só disfarçavam meus sintomas. Mas era tão bom, pois eu não os sentia! E daqui para a frente? Será que existe algum tratamento para restaurar mais rapidamente o equilíbrio hormonal, além de alimentação adequada, evitar a exposição a xenoestrógenos e fazer exercícios adequadamente? Essas ações certamente funcionam, porém deve levar meses até seu efeito se fazer sentir. E durante esse tempo?

É verdade, o reequilíbrio hormonal não acontece de uma hora para outra. Anos de desequilíbrio requerem, no mínimo, muitos meses de hábitos saudáveis para a reversão ao equilíbrio. Sem contar fatores como poluição ambiental, alimentos com agrotóxicos (convenhamos: nem sempre encontramos de tudo orgânico), tinta para cabelo, esmalte e removedor, cola para carpete – todos xenoestrógenos! A pessoa pode até diminuir, mas é impossível, nos dias atuais, ficar isenta dessas substâncias nocivas.

Nas mulheres com desequilíbrio hormonal que se traduz por ciclos menstruais anovulatórios – e, conseqüentemente, com os sintomas acima –, bem como nos casos de menopausa com desequilíbrio hormonal, meu tratamento principal tem sido a progesterona natural, em baixa concentração (1% a 2%) na forma de loção cremosa para ser espalhada na pele, em pouca quantidade. Você já leu que um dos grandes problemas hoje em dia é a desproporção estrógeno/progesterona. Afinal, vivemos num verdadeiro mar de estrógenos, lembra?

A progesterona natural, aplicada na pele na forma de loção, creme ou gel, durante certas semanas do mês, em doses totalmente fisiológicas, ou seja, semelhantes às que seriam produzidas pelo próprio organismo se essa produção estivesse ocorrendo normalmente, tem sido uma verdadeira bênção, uma maravilha para muitas das minhas pacientes no sentido de ajudá-las a restaurar e manter o equilíbrio hormonal.

Atenção: a palavra-chave nesta frase é *ajudar*. Minhas pacientes, assim como você, cara leitora, precisam fazer direito sua parte.

O pioneiro no uso de cremes de progesterona natural como adjuvante no processo de reequilíbrio hormonal foi o dr. John R. Lee, autor de *What Your Doctor May Not Tell You About Menopause* (O que seu médico não pode dizer sobre menopausa).

Infelizmente, ainda são muito poucos os médicos familiarizados com os benefícios da progesterona natural em doses fisiológicas. Se depender das indústrias interessadas, isso vai continuar assim. Afinal, como é que alguém pode patentear uma substância que o meu corpo produz, que o seu corpo produz, que o corpo do seu marido produz? Se você não pode patentear, não pode lucrar. E, se você fosse um industrial, o que iria preferir? Inventar uma substância semelhante e lucrar bastante ou não patentear nada e não lucrar praticamente nada em comparação?

Acontece muito de a progesterona aparecer como a vilã da história, confundida com os progestágenos, bastante comuns no mercado. Estes, assim como outros hormônios e quaisquer substâncias artificiais, apresentam efeitos colaterais. Estou aqui defendendo o uso da progesterona natural, não do progestágeno – que fique bem claro.

12. Tenho ouvido falar, ultimamente, de novas pílulas com baixíssima dosagem hormonal. Mesmo essas pílulas podem me fazer mal? Podem enlouquecer meus hormônios? Propiciar a enxaqueca?

Podem. Por mais baixa que seja sua dosagem, elas não deixam de ser anovulatórios. Sem ovulação, não há corpo lúteo, não há progesterona e... Bem, a essa altura você já sabe.

13. Resolvi recorrer à camisinha como método anticoncepcional. Qualquer uma serve?

Não. Precisa ser camisinha sem gel espermicida, pois este pode causar prejuízos tanto à mulher quanto ao homem. Existem, no mercado, camisinhas sem gel espermicida. Estas podem ser utilizadas sem problemas. Leia os rótulos!

14. Tenho crises terríveis e freqüentes de enxaqueca, estou tentando seguir a dieta do livro, mas não consigo me afastar dos doces. O que eu devo fazer?

Realmente, suportar a falta de doces pode ser algo bastante difícil. Nosso corpo está viciado nesse excesso. Além de tudo isso, existe a dependência psicológica. Você pensa que, quando fica nervoso, só um doce resolve seu problema. Você pensa que, quando está com fome, aquele chocolatinho ao lado é a solução mais rápida. Mas, na hora que vem a crise de enxaqueca você não pensa em nada disso. Quer é se livrar dela. Então, toda vez que tiver vontade de comer um doce, lembre-se de suas crises de enxaqueca. E, se ainda assim a vontade persistir, coma frutas frescas, da época, de preferência orgânicas, à vontade. Até a vontade por doces passar. Frutas secas podem ser consumidas, mas como ingrediente de outros pratos durante uma refeição, e com muita moderação.

Atenção: estou recomendando que você coma frutas, não que tome o suco delas. O açúcar da fruta fica muito concentrado no seu suco.

E durma cedo! Ir dormir bem cedo evita que a vontade de comer doces apareça. Isso acontece por mecanismos neuroquímicos e hormonais.

Por fim, lembre-se: a abstinência total de doces não é para sempre. Você poderá consumi-los após os três primeiros meses, quando já tiver melhorado da enxaqueca. E até lá, terá lido mais livros, como o Nourishing Traditions, que vão inspirá-lo a adoçar sua vida de maneira adequada e saudável.

15. No livro está escrito que posso comer frutas à vontade, quanto quiser. Mas agora descubro que os sucos que eu poderia preparar com as mesmas frutas que comeria estão proibidos. Por quê?

Realmente, o que você vai tomar no suco é a mesma coisa que irá comer na fruta. Mas pense em quanto tempo você leva para beber um suco e quanto tempo leva para ingerir uma fruta inteira. Você com certeza toma o suco muito mais rapidamente, não é? Agora pense: essa fruta, ao ser ingerida tão rapidamente, concentrada na forma de suco, cria uma sobrecarga a mais no organismo em comparação ao ato de simplesmente comê-la. E tais sobrecargas podem interferir na sua melhora ou até facilitar o desencadeamento de uma crise.

16. Já que não posso consumir açúcar refinado nos primeiros três meses, posso consumir adoçante artificial?

Se depender da minha recomendação, diga adeus aos adoçantes artificiais para sempre. Quando se passarem os três primeiros meses, volte a adoçar conscientemente, com adoçantes naturais como o mel, melado, rapadura e maple syrup – mas jamais o adoçante. A razão disso é que o adoçante é artificial. Tudo que se enquadra na categoria artificial atua naquilo que foi patenteado para atuar, mas também em diversos outros mecanismos celulares, conhecidos e desconhecidos, gerando reações colaterais que podem ser sentidas ou não, mas sempre ocorrem. O resultado é sempre uma sobrecarga a mais ao organismo. O adoçante é um bom exemplo de uma potencial sobrecarga perfeitamente evitável.

17. Fui a uma loja de produtos naturais e encontrei açúcar mascavo. Ouvi dizer que é mais natural que o branco. É verdade? Posso comê-lo durante os três primeiros meses? E depois? Devo dar preferência ao mascavo?

O açúcar mascavo não é melhor que o normal. Ele passa pelos mesmos processos de produção e refino que o açúcar branco, com uma única diferença: depois de pronto, passa ainda por mais um processo: um banho de melaço. Esse banho confere ao açúcar um sabor especial, mais caramelado. No entanto, não muda seu sabor; somente o paladar. Não sei o que um produto desses faz numa loja de produtos naturais. Por sinal, existe toda uma campanha a favor do açúcar mascavo, que faz com que você acredite que ele é mais saudável. Isso tinha fundamento quando açúcar mascavo era sinônimo de caldo de cana desidratado (rapadura) reduzido a pó. Hoje, é melhor comprar rapadura e ralá-la você mesmo.

18. Existe alguma relação entre problemas de ATM (Articulação Temporomandibular) e enxaqueca?

Não. São dois problemas distintos e não relacionados. Você pode sofrer brutalmente de problemas de ATM e jamais ter tido uma enxaqueca sequer. Você pode sofrer dos dois problemas ao mesmo tempo sem que um tenha relação com o outro.

Claro que, se você tem enxaqueca, tudo pode desencadear uma crise. Até dar risada. Quanto mais um problema de ATM.

19. Existe alguma relação entre problemas de coluna e enxaqueca?

Não. Vale a mesma resposta dada à pergunta anterior.

20. Minha filha de quatro anos reclama muito que a cabecinha dela dói. Uma criança, assim tão nova, já pode estar sofrendo de enxaqueca?

Pode. A enxaqueca não tem idade para aparecer. Leia mais sobre os sintomas da enxaqueca no Apêndice I.

21. Sofro de enxaqueca. Durante minha gravidez, ela sumiu completamente. Pensei que tinha me livrado do problema. Mas agora que meu filho nasceu, a enxaqueca voltou. Qual a explicação?

É provável que sua progesterona estivesse aumentada durante a gravidez. A enxaqueca compreende um estado de hiperatividade dos neurônios, e a progesterona possui efeito calmante no cérebro. Com o parto, foi-se embora a placenta que produzia toda essa progesterona, e a enxaqueca, que você já tinha, voltou!

22. Gostaria de saber se a acupuntura, massagem, tratamentos homeopáticos e antroposóficos podem contribuir para a melhora da enxaqueca.

Na minha opinião, o controle da enxaqueca é obtido por meio de uma ação conjunta envolvendo mudanças de hábito alimentar, de sono, de exercício, de reequilíbrio hormonal e também de acupuntura e remédios preventivos, inclusive e principalmente os naturais. Além disso, eu acredito, quaisquer tratamentos alternativos ou complementares podem e devem ser utilizados, principalmente aqueles que melhoram sua capacidade de regeneração – não meros paliativos. Para tais tratamentos, procure profissionais de saúde especializados, com credibilidade, devidamente certificados, e que lhe inspirem muita confiança. Eu, em particular, sou um grande fã da acupuntura, pois tenho visto resultados ótimos em meus pacientes.

23. Gostaria de saber se a enxaqueca gera dores musculares isoladas e repentinas em algumas partes do corpo (ex.: coxa, perna, braço, lombar).

Por definição, não. Ou seja, não faz parte do "pacote oficial" – ou "kit oficial" – de sintomas aceitos para a enxaqueca. Porém, na minha opinião e experiência, essas dores misteriosas alastradas pelo corpo são muito comuns em quem tem enxaqueca. Existe "oficialmente" uma doença chamada fibromialgia, que consiste justamente em dores nas mais diversas localizações no corpo. Suas origens neuroquímicas são similares às da enxaqueca. O tratamento é essencialmente o mesmo.

24. Gostaria de saber se um tratamento inacabado de canal ou qualquer outro problema odontológico pode desencadear crises de enxaqueca.

Pode. Mas não significa, necessariamente, que sua enxaqueca seja unicamente por causa deste problema. Mas tratá-lo é fundamental.

25. A enxaqueca pode ser devida à falta de óculos?

Se você precisa de óculos e mesmo assim não os usa, ou se estiver usando o grau errado, isso pode desencadear dores de cabeça até em quem não tem enxaqueca. Imagine então em quem tem!

26. Sofro de hipoglicemia. Mesmo assim posso seguir essa dieta?

Pode, sempre em parceria com seu médico! Você deverá tomar cuidado especial para não sentir fome.

27. Sofro de depressão. Posso melhorar com as mudanças de estilo de vida sugeridas neste livro?

Pode! Como você leu aqui, depressão, ansiedade e enxaqueca estão neuroquimicamente interligadas.

Referências bibliográficas

◆ Bagdy G. Role of the hypothalamic paraventricular nucleus in 5-HT1A, 5-HT2A and 5-HT2C receptor-mediated oxytocin, prolactin and ACTH/corticosterone responses. Behav Brain Res 73: 277-280, 1996.

◆ Studies on the sites and mechanisms of 5-HT1A receptor-mediated in vivo actions. Acta Physiol Hung 84: 399-401, 1996.

◆ Bagdy G.; Szemeredi K.; Kanyicska B. and Murphy DL. Different serotonin receptors mediate blood pressure, heart rate, plasma catecholamine, and prolactin response to m-chlorophenylpiperazine in conscious rats. J Pharmacol Exp Ther 250: 72-78, 1989.

◆ Kato Y, Nakai Y, Imura H, Chihara K, and Ogo S. Effect of 5-hydroxytryptophan (5-HTP) on plasma prolactin levels in man. J Clin Endocrinol Metab 38: 695-697, 1974.

◆ Lamberts S.W. and MacLeod RM. The interaction of the serotonergic and dopaminergic systems on prolactin secretion in the rat. The mechanism of action of the "specific" serotonin receptor antagonist, methysergide. Endocrinology 103: 287-295, 1978.

◆ Li Q, Murakami S.; Stall S.; Levy M.S.; Brownfield D.E.; Nichols D.E. and Van de Kar L.D. Neuroendocrine pharmacology of three serotonin releasers: 1-(1,3-benzodioxol-5yl)-2-(methylamino)butane (MBDB), 5-methoxy-6-methyl-2-aminoindan (MMAi), and p-methylthioamphetamine (MTA). J Pharmacol Exp Ther 279: 1261-1267, 1996.

◆ Lu KH, and Meites J. Effects of serotonin precursors and melatonin on serum prolactin release in rats. Endocrinology 93: 152-155, 1973.

◆ Michael Pollan on Cow/Meat raising: http:// www.nytimes.com /2002/03/31/magazine/31BEEF.html?ex = 1184644800&en = e60c3ab517abb311&ei = 5070. (Footnotes)

◆ Cephalagia. 1988;8 (suppl. 7):1-96. International Headache Society. Classification and diagnostic criteria for headache disorders, cranial neuralgias and facial pain. Headache Classification Committee of the International Headache Society.

grupo novo século

Compartilhando propósitos e conectando pessoas

Visite nosso site e fique por dentro dos nossos lançamentos:

www.novoseculo.com.br

ns

facebook/novoseculoeditora

@novoseculoeditora

@NovoSeculo

novo século editora

Edição: Agosto 2020

Tiragem: 5.000 exemplares

Fonte: Garamond

gruponovoseculo.com.br